浙江省社科联社科普及课题成果

社区常见疾病健康教育处方

浙江省疾病预防控制中心 组织编写

王 磊 张雪海 主编

中国轻工业出版社

图书在版编目（CIP）数据

社区常见疾病健康教育处方 / 浙江省疾病预防控制中心组织编写；王磊，张雪海主编. -- 北京：中国轻工业出版社，2025.8. -- ISBN 978-7-5184-5578-2

Ⅰ.R4

中国国家版本馆CIP数据核字第2025L5T851号

责任编辑：伊双双　　责任终审：劳国强　　整体设计：锋尚设计
策划编辑：罗晓航　　责任校对：晋　洁　　责任监印：张京华

出版发行：中国轻工业出版社（北京鲁谷东街5号，邮编：100040）

印　　刷：北京君升印刷有限公司

经　　销：各地新华书店

版　　次：2025年8月第1版第1次印刷

开　　本：710×1000　1/16　印张：7

字　　数：103千字

书　　号：ISBN 978-7-5184-5578-2　　定价：49.00元

邮购电话：010-85119873

发行电话：010-85119832　010-85119912

网　　址：http://www.chlip.com.cn

Email: club@chlip.com.cn

版权所有　侵权必究

如发现图书残缺请与我社邮购联系调换

240516K6X101ZBW

本书编委会

主　编 王　磊　张雪海

副主编 黄　玉　吕巧红　吴淑贤　赵　湘

参　编（按姓氏拼音排序）

陈馨仪　丰　燕　何　林　刘　营

吴青青　徐水洋　严　睿　章　力

赵玉遂　卓玉荣

前 言

世界卫生组织（WHO）将健康定义为："健康是身体上、精神上和社会适应上的完好状态，而不仅仅是没有疾病或者不虚弱。"习近平总书记强调"健康是促进人的全面发展的必然要求，是经济社会发展的基础条件，是民族昌盛和国家富强的重要标志，也是广大人民群众的共同追求。"随着社会发展进程的加快，健康已经逐步演变成人们关注的主要问题。根据中国疾病预防控制中心的数据，慢性非传染性疾病在我国所有疾病负担中所占比例约为69%。此外，世界卫生组织发布的《2020年世界卫生统计》显示，非传染性疾病导致的死亡占总死亡人数的71%，主要由心脑血管疾病、癌症、慢性呼吸系统疾病和糖尿病四大疾病所致。这些数据表明，慢性非传染性疾病导致的疾病负担占疾病总负担的70%以上。《"健康中国2030"规划纲要》提出"健康优先"原则，将健康摆在优先发展的战略地位。在众多影响健康的因素中，个人的行为和生活方式占据着举足轻重的地位，它们直接或间接地影响着个人、群体乃至社会的健康状况。因此，了解健康知识、掌握健康技能便成为塑造个人健康行为与生活方式的基石。培养健康的行为与生活方式，是抵御疾病侵袭最为经济且有效的途径。强化家庭和高危个体健康生活方式指导及干预也是提高全民健康素养的重要手段。

社区医生是居民健康的"守门人"，同时也是一级预防最重要的力量。他们通过开具药物处方和健康教育处方相结合的方式为居民提供疾病诊疗和健康教育服务。健康教育处方是处方的一种形式，是医务人员根据不同病种、不同患者的特点，在饮食、运动、护理等方面制定的有益于健康和病后康复的健康指导文字材料，是药物处方的有益补充。浙江省疾病预防控制中心联合浙江省内多家三甲医院，邀请多位医学领域专家，凭借深厚造诣和丰富经验，精心编撰了这本《社区常见疾病健康教育处方》，以通俗易懂的语言对内科、外科、妇产科、儿科、传染科等社区常见疾病进行深入浅出的讲解，其中内科疾病按照呼吸系统疾病、消化系统疾病、心脑血管疾病、神经系统疾病、肿瘤科疾病、内分泌系统疾病和血液系统疾病进行排序解读。本书针对每种社区常见疾病，深入剖析其发病机制，详细阐述其预防要点，并提供具体可行的健康行为和生活方式建议，将医学专业知识转化为切实可行的日常保健指南。

本书旨在助力社区医生深入了解社区常见疾病，包括容易误诊、漏诊的部分传染病，如登革热、麻疹等，帮助医生在诊疗时向居民普及健康知识，传授防治技能，促进疾病预防，并推动社区医院将社区常见疾病健康教育处方融入医院信息系统（HIS），对居民便捷开展健康教育。每个人都是自己健康的第一责任人，同时也希望本书能帮助民众了解更多的疾病知识，掌握疾病防控技能，形成健康行为和生活方式，承担起家庭和社会的健康责任。

本书在编写过程中得到浙江省疾病预防控制中心的大力支持，丽水市中心医院、浙江省人民医院、浙江大学医学院附属第二医院、浙江大学医学院附属邵逸夫医院等的专家也为本书提供了帮助，全体编委在繁忙的工作之余，为本书的编写和出版贡献了自己的聪明才智和支持，在此一并表示衷心的感谢。由于编者水平所限，如有纰漏之处，恳请同行专家及广大读者不吝赐教。

编　者
2025 年 5 月

目 录

01	流行性上呼吸道感染	1
02	慢性阻塞性肺疾病	5
03	过敏性哮喘	9
04	原发性高血压	13
05	冠心病	17
06	心律失常	21
07	脑梗死	25
08	糖尿病	29
09	痛风	35
10	乳腺癌	40
11	宫颈癌	47
12	结直肠癌	52
13	肺癌	57
14	胃癌	62
15	骨质疏松症	67
16	腰椎间盘突出症	71
17	颈椎病	75
18	白内障	79
19	登革热	85
20	艾滋病	89

21	肺结核	92
22	麻疹	95
23	水痘	99

| 参考文献 | 103 |

01 流行性上呼吸道感染

疾病基本知识

流行性感冒简称流感,是由各种流感病毒所引起的感染性疾病,常见的有甲流、乙流和丙流等。主要表现高热、乏力、头痛、咳嗽、全身肌肉酸痛等,呼吸道症状较轻,体温可达 39~40℃。符合以下 1 种或多种情形的,可以确诊为流感:

(1)流感病毒核酸检测阳性。

(2)流感病毒快速抗原检测阳性(可采用免疫荧光法和胶体金法),需结合流行病学史作综合判断。

(3)流感病毒分离培养阳性。

(4)急性期和恢复期双份血清的流感病毒特异性免疫球蛋白 G(IgG)抗体水平呈 4 倍或 4 倍以上升高。

人群对流感普遍易感。肺炎是流感最常见的并发症,其他并发症有神经系统损伤、心脏损害、肌炎、横纹肌溶解综合征和脓毒性休克等。下列人群感染流感病毒后较易发展为重症病例:年龄<5 岁的儿童(年龄<2 岁更易发生严重并发症);年龄>65 岁的老年人;慢性呼吸系统疾病、心血管系统疾病(高血压病除外)、肾病、肝病、血液系统疾病、神经系统及神经肌肉疾病、代谢及内分泌系统疾病、恶性肿瘤、免疫功能抑制等疾病患者；肥胖者［体重指数（BMI）[1]＞30］；妊娠及围产期妇女。重症流感主要发生在老年人、年幼儿童、孕产妇或慢性基础疾病患者等高危人群。对于易发展为重症病例者应当给予高度重视，尽早进行流感病毒核酸检测及其他必要检查，给予抗病毒药物治疗。患者需要定期自测体温和血压，体温≥38.5℃、出现身体不适的症状时，需要及时就医。

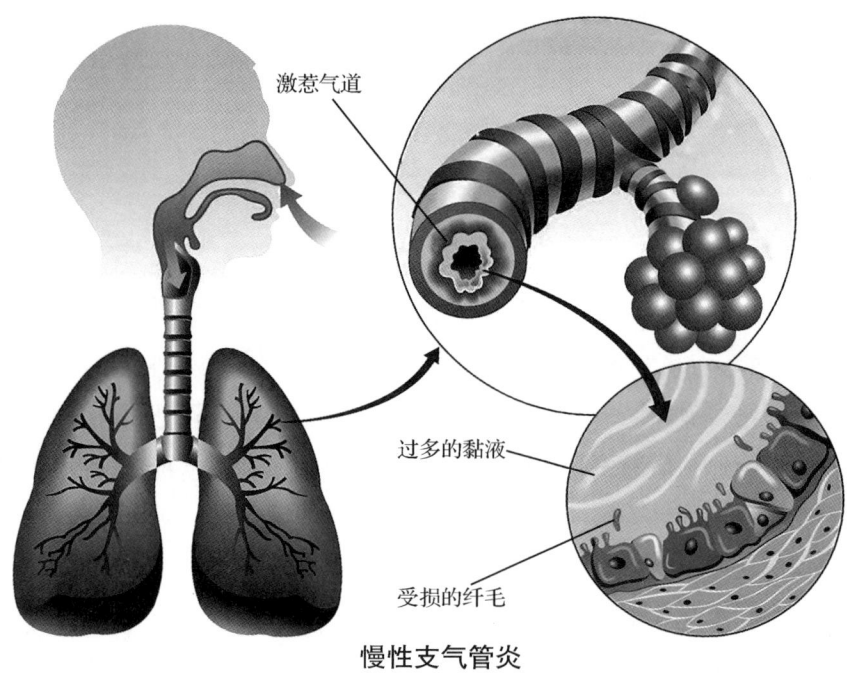

慢性支气管炎

生活方式及行为指导

（1）饮食指导

①患病期间的饮食要清淡，避免食用油腻食物，这样既可以保证营养，又

1）身体质量指数（BMI，简称体质指数），是国际上常用的衡量人体胖瘦程度以及是否健康的一个标准。BMI=体重（kg）/身高（m）^{2}。通常情况下，BMI指数在18.5~23.9被视为正常范围；当BMI＜18.5时，表明体重过轻；BMI在24~27.9属于超重；BMI≥28时，被认定为肥胖。

能增加食欲。

②多吃富含维生素的蔬菜（如青菜、萝卜、苋菜、番茄、冬瓜、荸荠等）和水果（如橘子、柑橘、梨、西瓜等）。

③患者应选择易消化的液体或者半液体食物，如稀粥、蔬菜汤、鸡蛋汤、清汤面、牛奶等。

④及时补充水分。

（2）运动指导　患病期间必须注意休息，避免剧烈运动，避免劳累；经治疗病情好转后，应注意适当锻炼、避免熬夜等，以增强抵抗力。

（3）戒烟限酒　患病期间应严格戒烟，不饮酒或少饮酒。

（4）心理健康　保持心情舒畅，情绪稳定，减轻心理压力。

（5）其他

①流感患者应尽量单独住一个房间，以减少家人感染的机会；与家人接触或去医院就诊时要正确佩戴口罩；咳嗽或打喷嚏时要用纸捂住口鼻；居住的环境要经常消毒，家人接触流感患者的呼吸道分泌物后要及时洗手并用消毒剂消毒；应经常洗手。

②家里注意开窗通风，保持室内空气新鲜，开窗通风时应注意做好保暖措施。

治疗及康复指导

（1）按医嘱服用药物。

（2）监测体温变化，可使用水银温度计或者耳温计，耳温＞37.3℃或者腋温＞37.0℃定义为发热。

急症处理

如病情加重，尤其出现下列情况，应尽快到医院就诊。

（1）体温≥38.5℃，出现身体不适症状。

（2）意识改变、寒战高热、气促、恶心呕吐、心悸、喘憋不能平卧时，建议使用急救车转诊。

随访

根据医生的要求接受定期随访。

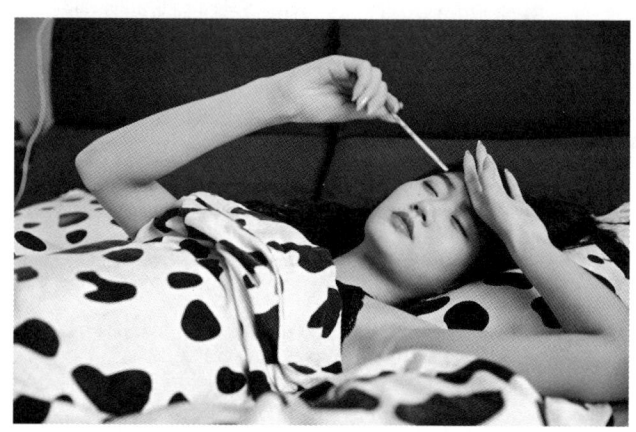

02 慢性阻塞性肺疾病

疾病基本知识

慢性阻塞性肺疾病（简称慢阻肺）是一种慢性炎症性肺病，会导致肺部气流流通阻塞。症状包括呼吸困难、咳嗽、产生黏液（痰）和哮鸣音。慢阻肺的诊断主要依据危险因素暴露史、症状、体征及肺功能检查等临床资料，并排除可引起类似症状和持续气流受限的其他疾病，经综合分析后确定。肺功能检查表现为持续气流受限是确诊慢阻肺的必备条件，吸入支气管舒张剂后第一秒用力呼气容积（FEV1）/用力肺活量（FVC）＜70%即明确表示存在持续的气流受限。

慢阻肺的危险因素分为个体因素和环境因素。

（1）个体因素

①遗传因素：慢阻肺有遗传易感性。

②年龄和性别：年龄越大，慢阻肺患病率越高。

③肺生长发育：胎儿、出生和青少年时期直接或间接暴露于有害因素时会影响肺的生长。

④支气管哮喘（简称哮喘）和气道高反应性。

⑤ BMI＜18.5。

（2）环境因素

①烟草：吸烟是慢阻肺最主要的环境致病因素。

②燃料烟雾：柴草、煤炭和动物粪便等燃料燃烧产生的烟雾。

③空气污染：空气污染物中的颗粒物质（PM）和有害气体物质（二氧化硫、二氧化氮、臭氧和一氧化碳等）使慢阻肺的患病风险明显增加。

④职业性粉尘：当职业性粉尘（二氧化硅、煤尘、棉尘和蔗尘等）的浓度过大或接触时间过久，可导致慢阻肺的发生。

⑤感染和慢性支气管炎：呼吸道感染是慢阻肺发病和加剧的重要因素，病毒和／或细菌感染是慢阻肺急性加重的常见原因。

⑥社会经济学因素地位：社会经济地位低的人群发生慢性阻塞性肺疾病的概率较大，可能与室内空气污染、居室拥挤、营养较差有关。

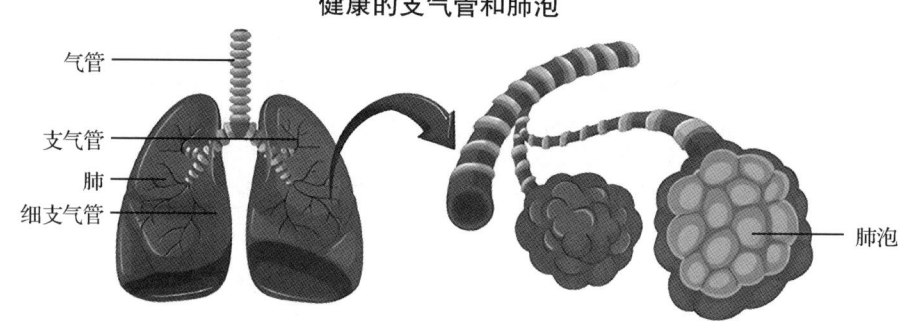

健康的支气管和肺泡

生活方式及行为指导

（1）饮食指导

①合理饮食，少吃多餐，避免吃得过饱。少吃容易导致腹胀的食品。BMI<18.5 的消瘦者注意补充蛋类、瘦肉等优质蛋白质。

②如无禁忌证（心力衰竭、肾衰竭等），尽量每天喝水 1500mL 以上，不要等到口渴再喝水，水分不足会导致痰变黏稠不易咳出。

（2）运动指导　疾病波动治疗期间以休息为主，适度活动，可进行冥想、呼吸和放松训练。病情稳定后，可散步，捏脊按摩。疾病缓解期间，在医师指导下开展科学呼吸训练，选择性开展一些活动量更大的有氧康复运动项目增强体质。

（3）严格戒烟，避免接触二手烟（包括电子烟）。

（4）其他

①烧柴草、煤炭、木炭做饭时，注意通风，改善排烟设施。

②接触烟雾、粉尘及刺激性气体的职业应注意劳动防护，佩戴相应的呼吸防护用具。

③雾霾天外出时注意戴口罩。

④注意保暖，防止受凉，注意通风，避免呼吸道感染。

治疗及康复指导

（1）遵医嘱坚持长期用药，不可自行停药。

（2）患者应每半年左右到医院进行肺功能等检查，了解病情进展。

急症处理

（1）短期内出现咳嗽、咳痰或喘憋症状加重时，应减少活动，并尽快联系医生或到附近医院就诊，严重者应尽快拨打急救电话。

（2）当出现头痛或昏迷、呼吸困难加重或嘴唇发紫、胸痛、头晕、腿肿、腹胀、食欲差等症状时，提示存在并发症，应尽快就诊。

随访

根据医生的要求接受定期随访。

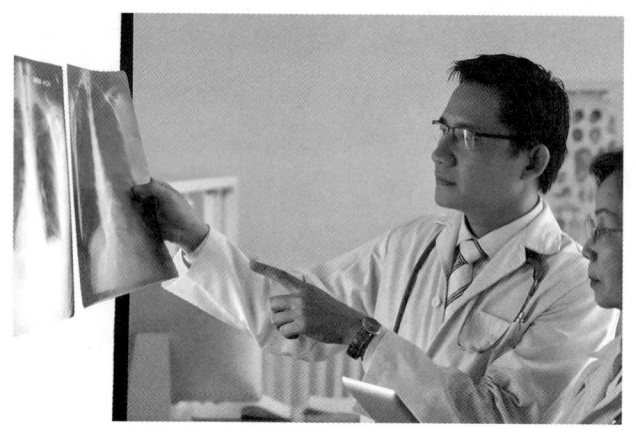

03 过敏性哮喘

疾病基本知识

过敏性哮喘是一种由过敏原引起的以气道嗜酸性炎症、支气管高反应性和免疫球蛋白E（IgE）水平升高为特征的哮喘亚型，通常合并过敏性鼻炎和结膜炎。主要表现为突然发生反复喘息、气促、胸闷及咳嗽等症状，或原有症状加重，并以呼气流量降低为其特征，症状常因接触过敏原、刺激物诱发。符合以下症状，同时具备气流受限客观检查中的任一条，并排除其他疾病所引起的喘息、气促、胸闷及咳嗽，可以诊断为哮喘：

①反复发作性喘息、气促，伴或不伴胸闷或咳嗽，夜间及晨间多发。常与接触过敏原或冷空气、物理性和化学性刺激、上呼吸道感染、运动等有关。

②发作时及部分未控制的慢性持续性哮喘，双肺可闻及散在或弥漫性哮鸣音，呼气相延长。

③上述症状可经治疗缓解或自行缓解。

严重哮喘发作可并发气胸、纵隔气肿、肺不张；长期哮喘合并感染可导致慢性并发症，如慢性阻塞性肺病、支气管扩张、间质性肺病及肺源性心脏病和不可逆的气道重塑。

过敏性哮喘的常见过敏原包括吸入性（气传）过敏原和食入性过敏原。常见吸入性过敏原包括尘螨、花粉、真菌、猫毛、蟑螂等,其中尘螨是我国过敏性哮喘最主要的过敏原。吸烟,非母乳喂养,肥胖,饲养宠物,一级亲属患有哮喘、过敏性鼻炎、花粉症,以及本人患有过敏性鼻炎、湿疹均为哮喘发病的危险因素。判断是否为过敏性哮喘及明确过敏原的方法包括体内检测和体外检测法:体内检测包括点刺试验、皮内试验;体外检测包括血清总IgE、过敏原特异性IgE(sIgE)和过敏原特异性免疫球蛋白GIgG(sIgG)监测等。

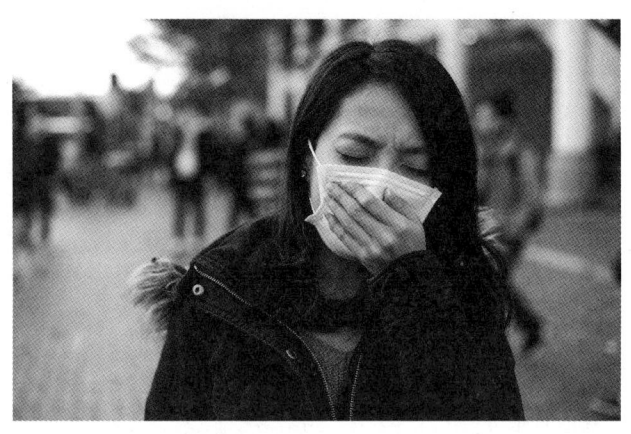

生活方式及行为指导

(1)饮食指导 避免过敏原暴露,尤其是食入性过敏原。对确认有食物过敏史的哮喘患者,应采取适当的食物规避策略,同时建议患者外出就餐时随身携带肾上腺素注射装置。曾确认过敏性哮喘的患者在孕期时应进食富含维生素D和维生素E的食物、鱼油、富含长链多不饱和脂肪酸的食物、益生元及益生菌,可减少新生儿长大后患哮喘的概率。

(2)运动指导 患病期间必须注意休息,避免剧烈运动,避免劳累;经治疗病情好转后,应注意适当锻炼,以增强抵抗力。

(3)戒烟限酒 患病期间保持戒烟并尽量避免吸入二手烟,少喝酒或不喝酒。

(4)心理健康 保持心情舒畅,情绪稳定,减轻心理压力。保持乐观心情和向上心态；正确对待自己和他人，处理好家庭和同事间的关系；增强承受心理压力的能力；有困难时主动寻求帮助，必要时进行心理咨询。

（5）健康宣教　依从性差、吸入药物使用不正确是哮喘难以控制的重要因素，教育的目的是提高患者依从性，使患者遵照哮喘行动计划规范用药，掌握正确的吸药技术，并自我监测病情。

（6）其他　保证充足的睡眠，避免熬夜。

治疗及康复指导

（1）一旦确诊为过敏性哮喘，任何时候均应采取避免过敏原暴露的措施。

（2）正确使用吸入装置及规律用药；学习过敏性哮喘的相关知识及注意事项；加强自我管理和病情的自我监测。

急症处理

具有哮喘相关死亡高危因素的患者出现急性发作时应当尽早至医院就诊。高危患者包括：

（1）曾经有需要气管插管和机械通气的濒死性哮喘的病史。

（2）在过去1年内因为哮喘发作而住院或急诊。

（3）正在使用或最近两三天刚刚停用口服激素。

（4）目前未使用吸入激素。

（5）过分依赖短效β_2受体激动剂（SABA），特别是每月使用沙丁胺醇（或等效药物）超过1支的患者。

（6）有心理疾病或社会心理问题，包括使用镇静剂。

（7）对哮喘治疗依从性差。

（8）有食物过敏史。

（9）合并肺炎、糖尿病、心律失常等。

随访

根据医生的要求接受定期随访。

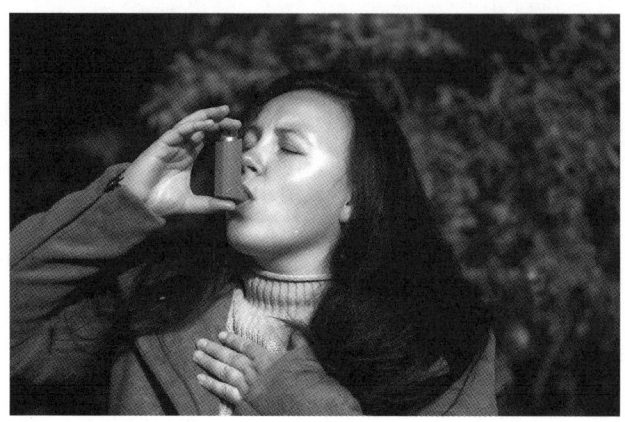

04 原发性高血压

疾病基本知识

高血压是以体循环动脉压升高为主要临床表现的心血管综合征,可分为原发性高血压和继发性高血压。原发性高血压通常简称为高血压,约占所有高血压的90%。医生或护士报血压时会说2个数字,如"130/80",依次代表心脏收缩和舒张时的动脉内压。许多专家如下界定高血压病、正常高值和正常血压:高血压病–收缩压≥140mmHg且/或舒张压≥90mmHg;正常高值–收缩压为120~139mmHg且/或舒张压80~89mmHg;正常血压–收缩压＜120mmHg且舒张压＜80mmHg。高血压病通常起病缓慢,早期常无症状,患者可有头痛、头晕、注意力不集中、记忆力减退、气急、疲劳、心悸、耳鸣和肢体麻木等症状。高血压病后期的临床表现与心脏、大脑、肾脏、眼、血管病变等器官并发症有关。心脏:左心室扩大、心绞痛、心肌梗死、心力衰竭;大脑:脑出血,脑梗死,血压极度升高可发生高血压脑病,表现为严重头痛、恶心呕吐及不同程度的意识障碍,昏迷或惊厥,血压降低后可逆转;肾脏:进行性肾硬化,出现蛋白尿、肾功能损害。眼:视网膜硬化,出血、渗出;血管病变:严重可形成主动脉夹层,甚至发生夹层破裂,导致致命性后果。

以下人群容易患高血压病：

①年龄≥55周岁。

②有高血压病家族史（一、二级亲属[1]患高血压病）。

③长期高盐、低钾饮食。

④超重（BMI：24～27.9）或肥胖（BMI≥28），和/或中心型肥胖：腰围男≥85cm，女≥80cm。

⑤有吸烟史。

⑥长期过量饮酒［每日饮50度以上白酒≥100mL（2两）］。

⑦长期精神紧张。

⑧体力活动不足。

⑨其他危险因素：2型糖尿病、血脂异常、避孕药、阻塞性睡眠呼吸暂停综合征（OSAS）、大气污染等。

高血压病患者应定期测量血压，每周至少3次，如遇头晕头痛，随时测量。

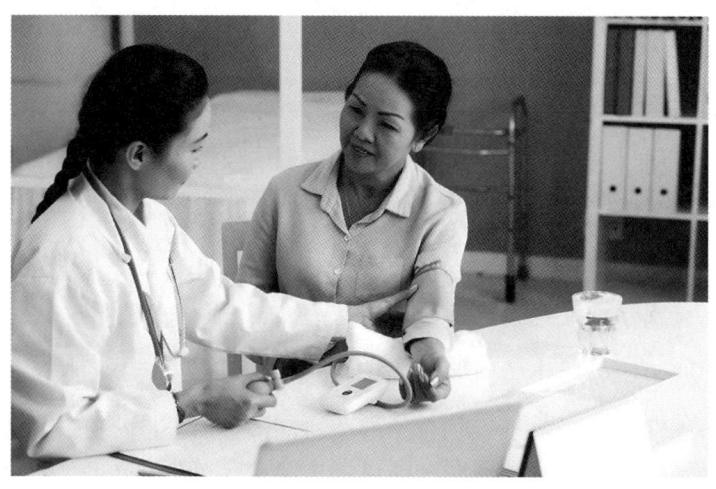

测压前至少休息5min，取坐位，保持安静、不讲话、肢体放松。袖带大

1）一级亲属指的是自己的父母及兄弟姐妹，亲缘系数为1/2。二级亲属指的是自己的叔、伯、姑、舅、姨，二级亲属的亲缘系数为1/4。

小合适，紧缚上臂，袖带与心脏处同一水平。每次测量两遍，取平均值，并将测量的日期、时间、测量值等进行记录。

生活方式及行为指导

（1）饮食指导

①清淡饮食，每人每天食盐少于5g（1啤酒盖），不吃咸菜及腌制食品。

②多吃钾含量高的食物，如瘦肉类，豆类，莴苣、蘑菇、韭菜、黄豆芽、菠菜等新鲜蔬菜，橘子、香蕉等水果。每天蔬菜和水果的摄入量各保持在300～500g，瘦肉类150g左右。

③少吃肥肉、动物内脏及油炸食物，每天用油不超过25g（2白瓷勺）。

④每天喝1盒（250mL）牛奶或者酸奶（合并糖尿病患者除外）。

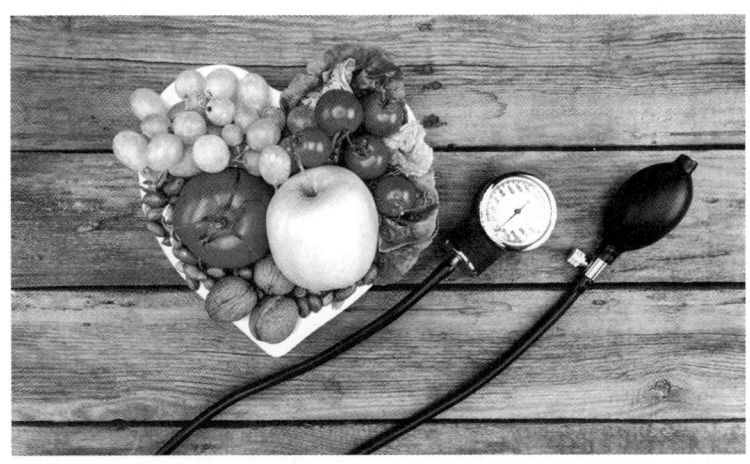

（2）运动指导 每天走路、打太极拳、骑车等同等强度运动或拖地等家务劳动累积半小时以上，每次活动不少于10min。

（3）戒烟戒酒。

（4）心理健康 保持心情舒畅，情绪稳定，减轻心理压力。

（5）其他

①保持健康体重，每周称量一次，BMI控制在18.5～24.0，男性腰围≤

85cm，女性腰围≤80cm。

②早睡早起，每天睡眠时间保持在7~8h。

治疗及康复指导

（1）遵医嘱坚持长期药物治疗，不要自行停药或调整药物或药量。

（2）定期测量血压，每周至少3次，如遇头晕头痛，随时测量。测压前至少休息5min；每次测量两次，取平均值；定期记录血压值。

急症处理

如病情加重，尤其出现下列情况，应尽快到医院就诊。

（1）收缩压≥180mmHg和/或舒张压≥110mmHg，出现身体不适的症状。

（2）意识改变、剧烈头痛或头晕、恶心呕吐、视物模糊、眼痛、心悸、胸闷、喘憋不能平卧时，建议使用急救车转诊。

随访

根据医生的要求接受定期随访。

05 冠心病

疾病基本知识

冠状动脉粥样硬化性心脏病（简称冠心病）是由于冠状动脉粥样硬化导致冠状动脉管腔狭窄、痉挛或阻塞导致心肌缺血、缺氧或坏死而引发的心脏病，严重时可猝死。典型的稳定型心绞痛常表现如下：阵发性的前胸压榨性疼痛或憋闷感；主要位于胸骨后；可放射至心前区和左上肢尺侧；常发生于劳力负荷时；持续数分钟；休息或使用硝酸酯制剂后疼痛消失。

冠心病的危险因素包括吸烟、超重/肥胖、高血压、糖尿病、血脂异常、

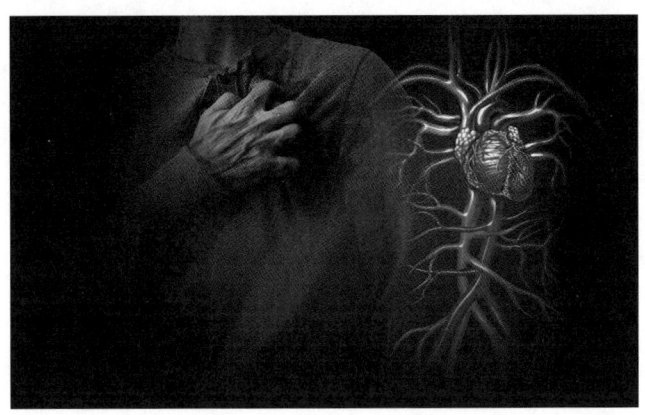

早发心血管疾病（CVD）家族史（男性一级直系亲属<55岁，女性一级直系亲属<65岁患缺血性心血管病）、不良饮食习惯（高热量、高胆固醇、高盐、高脂肪饮食）、性别（绝经女性为非绝经女性的2倍，男性发病高于女性）、心理及社会因素、遗传因素。患者开展社区/家庭心脏康复时，要根据日常活动的能量消耗水平逐渐增加运动耐量。

生活方式及行为指导

（1）饮食指导　建议每餐8分饱，食物多样化，每餐中食物成分比为蔬菜水果占50%，蛋白质占25%，主食占25%。每天摄入蔬菜水果300~500g、谷类150~300g、动物蛋白质125~175g，每日摄入食用油<25g，每日饮水量至少1200mL，每日摄入食盐<5g；增加钾的摄入，含钾多的食物有坚果、豆类、瘦肉及桃、香蕉、苹果、西瓜、橘子等水果，以及海带、木耳、蘑菇等。避免暴饮暴食、饮食时间不规律，避免睡前3h内进食。

（2）运动指导　康复期患者应坚持慢跑、散步等活动。建议尽量保持每周3~5次，每次持续20~30min，推荐中等强度，具体活动安排应根据自己身体情况而定。

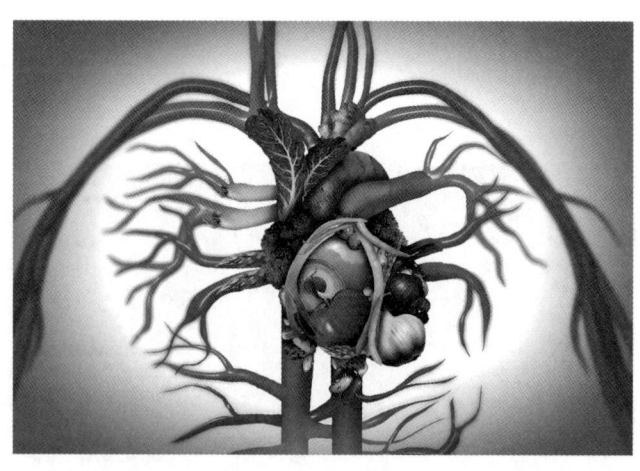

（3）戒烟戒酒。

（4）心理健康　保持心情舒畅、情绪稳定。

（5）其他

①超重或肥胖患者：建议超重和肥胖患者 6～12 个月减轻体重 5%～10%，使 BMI 维持在 18.5～24.0；腰围控制在男性≤ 85cm，女性≤ 80cm。

②避免过度劳累，保证 7～8h 充足睡眠。

治疗及康复指导

（1）长期药物治疗　遵医嘱坚持长期药物治疗，即使在置入支架后仍需长期服药，不要随意自行停药，如需调整药物或药量，应先咨询医生。

（2）急救药物随身带　随身携带硝酸甘油、硝酸异山梨酯（别名消心痛）、速效救心丸等急救药物。

（3）定期复查　在医生指导下定期复查心率、血压、血脂、血糖、心电图、心脏 B 超等，同时监测药物不良反应。

（4）危险因素控制　保持理想血压＜120/80mmHg，控制糖化血红蛋白≤ 7.0%，静息心率控制在 55～60 次 /min。

急症处理

若出现病情加重，尤其是出现下列症状之一，应尽快到附近有条件的医院进行救治。

（1）胸痛程度加重，持续时间 20min 以上提示可能心肌梗死。

（2）轻体力活动甚至休息状态下胸痛发作。

（3）经休息或含服硝酸甘油等急救药物后，胸痛不缓解。

（4）活动时喘息异常或平卧位呼吸困难。

随访

根据医生的要求接受定期随访。

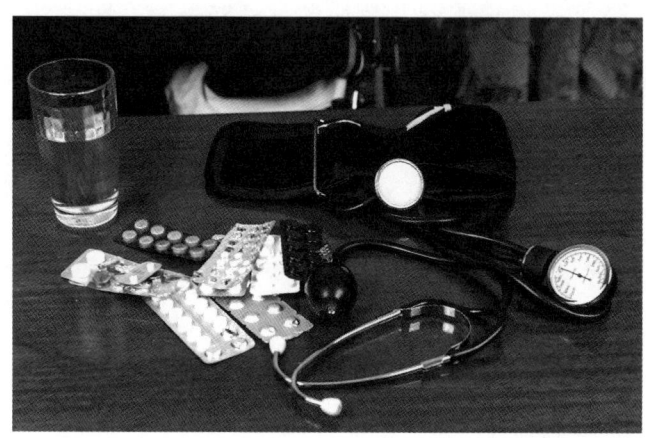

06 心律失常

疾病基本知识

心律失常是指心脏活动的起源和/或传导障碍导致心脏搏动的频率和/或节律异常。心律失常的主要症状表现为：心悸、焦虑不安、眩晕、晕厥、心绞痛、心力衰竭与休克。心电图表现为心房除极波（P波）消失，代之以不规则的心房扑动波（f波），心脏两次跳动之间的间隔时间（RR间期）绝对不规则。心律失常可导致缺血性卒中及体循环动脉栓塞、心力衰竭、心肌梗死、认知功能下降、痴呆、肾功能损伤、生活质量及运动耐量明显下降等。

临床上很大一部分心律失常发生于正常和原因不明者，主要病因有：

①各种器质性心脏病：如冠心病、风湿性心脏病、心肌病等，尤其发生心力衰竭、急性心肌梗死或心肌炎时。

②房室旁道传导引起的预激综合征。

③内分泌代谢疾病与电解质紊乱：如甲亢、嗜铬细胞瘤、低钾高钾等。

④药物毒副作用：如洋地黄、奎尼丁、胺碘酮等药物。

⑤外科手术（如心脏手术）和诊断性操作（如麻醉过程）。

⑥急性感染。

⑦急性颅内病变：如蛛网膜下腔出血。

此外，饮食过饱、吸烟、酗酒、喝茶或咖啡、运动、疲劳、情绪激动等也是心律失常的主要诱因。

患者开展日常监测时，脉率低于 60 次 /min，并有头晕或黑矇；脉率大于 100 次 /min，并有心悸、胸闷；节律不齐，每分钟间歇达 5 次以上时，要及时就医。

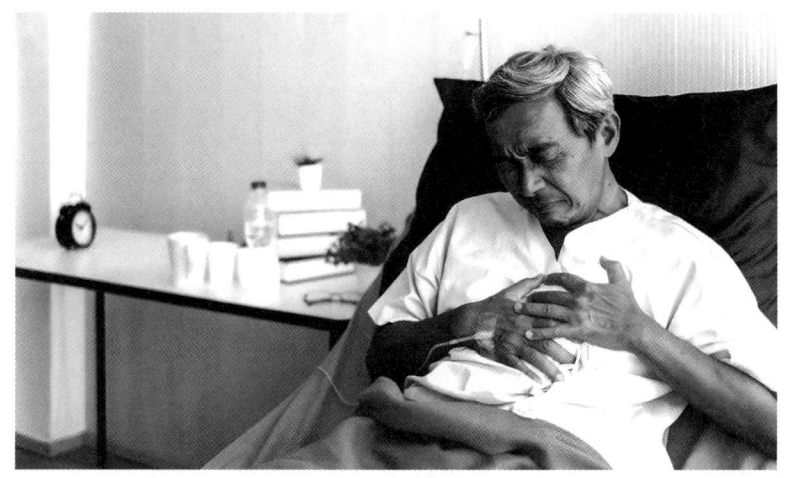

生活方式及行为指导

（1）饮食指导

①多吃富含蛋白质（瘦肉、鱼虾、蛋、奶类、豆类等）和维生素（全谷物、坚果等）的食物。

②多食新鲜蔬菜（如圆白菜、油菜、空心菜、番茄等）和水果（如柑橘、苹果、香蕉、柠檬等）。

③如果患者心功能欠佳，身体出现明显浮肿，应限制钠盐摄入，每天摄入量应少于 5g。

（2）运动指导　非器质性心脏病患者应积极参加体育锻炼，调节自主神经功能，如每天走路、太极拳、骑车等同等强度运动累积 30min 以上，每次活动不少于 10min。器质性心脏病患者应根据心功能适当运动，劳逸结合。

（3）戒烟戒酒。

（4）心理健康　保持心情舒畅，情绪稳定，减轻心理压力。

（5）其他

①对于阵发性室上速患者，室上速发作时可通过刺激迷走神经使其终止（不适用于老年患者），如深吸气后屏气，再用力呼气；或用手指刺激咽喉部引起恶心呕吐，如不能终止应及时就医。

②有晕厥病史者，应避免从事驾驶、高空作业等；头晕黑矇时应立即平卧，以免晕厥发作而摔伤，出现心脏骤停时应立即抢救。

③避免过度劳累，每日保持 7~8h 充足睡眠。

治疗及康复指导

（1）遵医嘱坚持长期药物治疗，不要自行停药或调整药物或药量。服用"华法林"[1]的患者需定期抽血化验。服用抗凝药期间如出现出血、呕血、黑便等情况应及时到医院就诊。

（2）经常观察心率和血压，观察心脏节律的变化，如突然出现心率过快、过慢、心律不齐，或有明显心悸、气短、心前区不适、血压下降等症状，应及时发现，立即前往医院就诊。

（3）在服药期间应定期复查心电图，并密切注意其不良反应。如有身体不适，出现头晕、言语不清、胸闷、不能平卧等症状时，应警惕有血栓脱落造成栓塞及心力衰竭的可能，尽早到医院检查以便及早处理。

急症处理

如病情加重，尤其出现心悸、心慌、胸闷、乏力、头晕目眩等症状时，应

---

[1]"华法林"是一种口服抗凝药物，用于预防和治疗血栓类疾病，奏效慢而持久，适用于需长期持续抗凝的患者，服用过量易导致出血，需在医生指导下服用。

尽快到医院就诊。

随访

根据医生的要求接受定期随访。

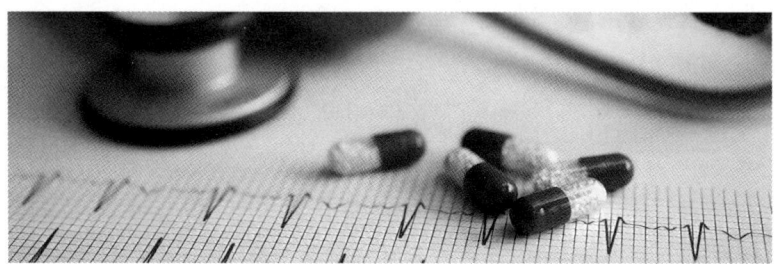

07 脑梗死

疾病基本知识

脑梗死，又称缺血性脑卒中，是指由各种脑血管病变所致脑部血液供应障碍，导致局部脑组织缺血、缺氧性坏死，而迅速出现相应神经功能缺损的一类临床综合征。以下症状突然出现时，需要考虑脑卒中发生可能：

①一侧肢体（伴或不伴面部）无力或麻木。

②一侧面部麻木或口角歪斜。

③说话不清或理解语言困难。

④一侧或双眼视力丧失或双眼向一侧凝视。

⑤眩晕伴呕吐。

⑥既往少见的严重头痛、呕吐。

⑦意识障碍或抽搐。

脑梗死的危险因素包括：①高血压：是脑卒中和短暂性脑缺血发作（TIA）最重要的危险因素。②脂肪代谢异常。③糖代谢异常和糖尿病。④吸烟。

相对应的高危人群要开展日常监测：

①高血压：35岁以上者每年应至少测量血压1次；有高血压和/或脑卒中

家族史的患者应增加血压测量次数；高血压患者应每月测量1次血压，以调整服药剂量。

②心房颤动：对于首次就诊年龄>65岁的患者推荐主动进行心房颤动筛查。

③其他心脏病：除心房颤动外，其他类型的心脏病也可能增加脑梗死的风险。

④血脂异常：20岁以上的成年人至少每5年测量1次空腹血脂，包括总胆固醇（TC）、低密度脂蛋白胆固醇（LDL-C）、高密度脂蛋白胆固醇（HDL-C）和甘油三酯（TG）

⑤糖尿病：糖尿病高危人群建议尽早进行糖尿病筛查；无糖尿病危险因素的人群建议在年龄≥40岁时开始筛查。

⑥无症状颈动脉狭窄：建议对>40岁的人群进行脑卒中危险因素（高血压、血脂异常、糖尿病、心房颤动、吸烟史、明显超重或肥胖、缺乏运动和脑卒中家族史）筛查。

⑦超重和肥胖：超重和肥胖者可通过改良生活方式减轻体重。BMI控制在18.5~24.0；腰围控制在男性≤85cm，女性≤80cm。

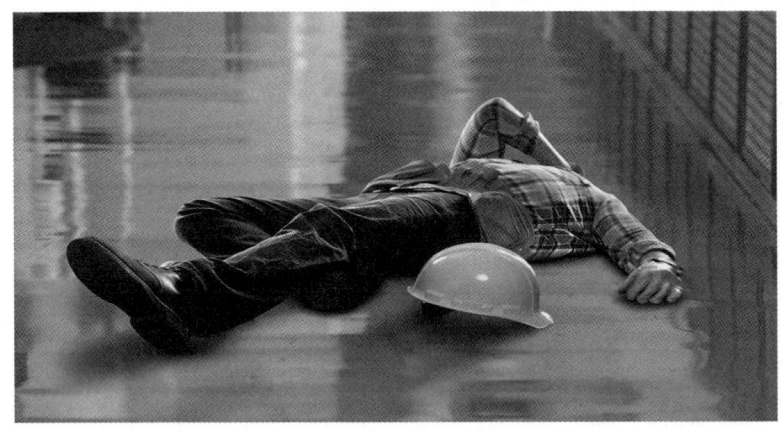

生活方式及行为指导

（1）饮食指导

①进食高蛋白、高维生素、低盐、低脂、低热量的清淡饮食。

②可将食物调成糊状或通过烹调时勾芡，使食物易于形成食团便于吞咽。

③多食新鲜蔬菜、水果、谷类、鱼类和豆类，保持能量供需平衡。

（2）运动指导　制订康复或运动计划，开展适当康复训练或运动。

（3）戒烟限酒。

（4）心理健康　保持心态健康，情绪稳定，不动气。

（5）其他

①积极控制血压、血糖、血脂等相关指标。

②定期前往医院神经内科门诊复诊及随访。

③按时作息，保证7~8h充足睡眠，保持规律的生活作息。

治疗及康复指导

（1）开展脑梗死的二级预防（抗栓治疗、降脂治疗、血压管理、血糖管理）。

（2）开展康复运动治疗，3~5d/周。

①餐后1h后适合康复运动，每日定时运动，运动前注意做好充分的热身活动。

②运动前、运动过程中以及运动后，适量补充饮水及能量食品。

a. 运动前15~30min饮水150~250mL。

b. 运动过程中，每间隔20~30min补充150~200mL水。

c. 运动后先补充100~150mL水，休息15min后再补充150mL水。切忌在运动过程中一次性大量补水。

③条件允许的情况下，建议实时监测血糖、血氧饱和度和心率的变化，并向医生提供运动时间、距离、能耗等运动信息。

急症处理

发现前述相关症状及时送医。

随访

（1）对病情复杂、危重和治疗用药副作用较大的患者，出院后应遵医嘱定期随访，如有任何不适应立即就医。

（2）需长期治疗的慢性患者出院2~4周内应随访1次，此后根据医嘱定期开展随访，一般发病后第3个月、第6个月及1年必须各随访1次。

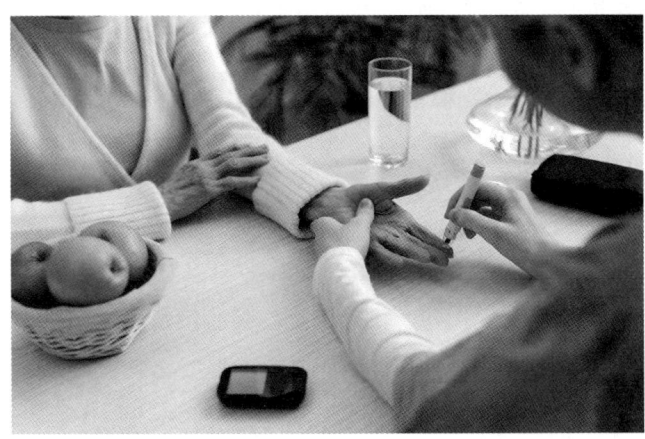

08 糖尿病

疾病基本知识

糖尿病是一种慢性、全身性、进展性疾病，以血糖升高为特征，是由胰岛素分泌缺陷和/或作用障碍引起的糖、脂肪、蛋白质代谢紊乱。糖尿病多见于中老年人，但有年轻化趋势。糖尿病主要表现为多饮、多尿、多食和体重减轻，也可表现为皮肤瘙痒、饥饿、视物模糊、疲倦等，大部分糖尿病患者也可能不表现任何症状。

糖尿病的诊断标准如下表所示。

糖尿病诊断标准

诊断标准	静脉血浆葡萄糖或 HbA_{1c}[①] 水平
典型糖尿病症状	
加上随机血糖	≥11.1mmol/L
或加上空腹血糖	≥7.0mmol/L
或加上 OGTT[②] 2h 血糖	≥11.1mmol/L
或加上 HbA	≥6.5%
无糖尿病典型症状者，需改日复查确认	

注：① HbA_{1c}：糖化血红蛋白；② OGTT：口服葡萄糖耐量试验。

糖尿病的危险因素包括：有糖尿病前期史、年龄≥40岁、BMI≥24和/或中心型肥胖[1)]、一级亲属有糖尿病史、缺乏体力活动、有巨大儿分娩史或有妊娠期糖尿病病史、有多囊卵巢综合征病史、有黑棘皮病、有高血压史、血脂异常、有冠心病病史等。儿童和青少年糖尿病高危因素包括：BMI≥相应年龄、性别的第85百分位数，且合并以下3项危险因素中至少1项，即母亲妊娠时有糖尿病（包括妊娠期糖尿病）；一级亲属或二级亲属有糖尿病史；存在与胰岛素抵抗相关的临床表现（如黑棘皮病、多囊卵巢综合征、高血压、血脂异常）。患者可以开展自我血糖监测（SMBG）和持续葡萄糖监测（CGM），采用生活方式干预控制糖尿病的患者，可根据需要有目的地通过血糖监测了解饮食控制和运动对血糖的影响，从而调整饮食和运动方案。使用口服降糖药者可每周监测2~4次空腹或餐后2h血糖。血糖控制的目标：一般目标为空腹4.4~7.0mmol/L，非空腹<10.0mmol/L。糖化血红蛋白控制的目标：大多数非妊娠成年2型糖尿病（T2DM）患者的目标为<7%。

中国糖尿病风险评估表

评分指标	分值[①]	评分指标	分值
年龄/岁		<110	0
20~24	0	110~119	1
25~34	4	120~129	3
35~39	8	130~139	6
40~44	11	140~149	7
45~49	12	150~159	8
50~54	13	160	10
55~59	15	体质指数	
60~64	16	<22.0	0
65~74	18	22.0~23.9	1
收缩压/mmHg[②]		24.0~29.9	3

---

1) 中心型肥胖又称腹型肥胖，其特点是脂肪主要堆积在腹部，四肢相对较细，表现为"啤酒肚""将军肚"。

续表

评分指标	分值①	评分指标	分值
＞30.0	5	男＞95.0，女＞90.0	10
腰围/cm		糖尿病家族史（父母、同胞、子女）	
男＜75.0，女＜70.0	0	无	0
男75.0～79.9，女70.0～74.9	3	有	6
男80.0～84.9，女75.0～79.9	5	性别	
男85.0～89.9，女80.0～84.9	7	女	0
男90.0～94.9，女85.0～89.9	8	男	2

注：①各单项（年龄、收缩压、体质指数、腰围、糖尿病家族史、性别）分值相加后的分值范围0～51分，判断糖尿病的截断点是25分，＜25分为"低风险"，≥25分为"高风险"。

② 1mmHg=0.133kPa。

生活方式及行为指导

（1）饮食指导

①根据患者身高、体重、体力活动情况确定每日的食物数量。标准体重的轻体力劳动者每天每千克体重能量为30kcal[1]，消瘦或肥胖者适量增加或减少食物数量。

②大多数糖尿病患者膳食中碳水化合物所提供的能量应占总能量的50%～65%。

③在控制碳水化合物总量的同时应选择血糖生成指数[2]低的碳水化合物，可适当增加非淀粉类蔬菜、水果、全谷类食物的摄入，减少精加工谷类的摄入。

④进餐应定时定量。注射胰岛素的患者应保持碳水化合物摄入量与胰岛素

1）1kcal=4.19kJ。——编者注

2）血糖生成指数是衡量食物引起餐后血糖反应的一项有效指标，它是指含50g碳水化合物的食物与相当量的葡萄糖或白面包在一定时间内（一般为2h）体内血糖反应水平百分比值，血糖生成指数越高的食物对糖尿病管理越不利。

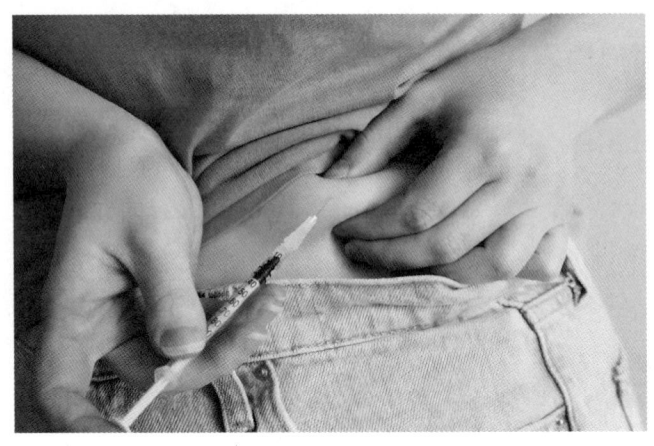

剂量和起效时间相匹配。

⑤增加膳食纤维的摄入量，少吃高胆固醇的食物及动物脂肪。

⑥肾功能正常的糖尿病患者，推荐蛋白质的供能比为15%~20%，并保证优质蛋白质占总蛋白质的一半以上。有显性蛋白尿或肾小球滤过率下降的糖尿病患者蛋白质摄入应控制在每日0.8g/kg体重。

⑦食盐摄入量限制在每天5g以内，合并高血压的患者可进一步限制摄入量。同时应限制摄入含盐高的食物，如味精、酱油、盐渍加工食品、调味酱等。

⑧严格控制蔗糖、果糖制品（如玉米糖浆）的摄入量。喜好甜食的糖尿病患者可适当摄入糖醇和非营养性甜味剂。

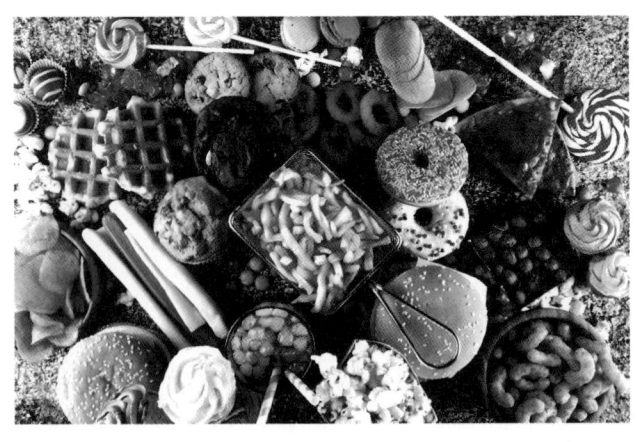

⑨不宜吃的食物：白糖、红糖、冰糖、葡萄糖、麦芽糖、巧克力、水果糖、蜜饯、水果罐头、汽水、冰淇淋、甜饮料、甜饼干、甜面包以及含糖糕点等。

（2）运动指导

①成年 2 型糖尿病患者每周至少 150min（如每周运动 5d、每次 30min）中等强度（50%～70% 最大心率：运动时有点费力，心跳和呼吸加快但不急促）的有氧运动。即使 1 次进行短时的体育运动（如 10min），累计 30min/d，也是有益的。

②根据个人体质、训练目的及心率变化来确定运动强度。建议锻炼时心率控制在最大心率（220 − 周岁年龄）的 60%～80% 区间最佳，整个康复训练运动过程应以轻松或稍感费力为宜。

（3）戒烟限酒。

（4）保持心理健康。

（5）其他

①保持健康体重，每周称量一次，BMI 控制在 18.5～24.0；男性腰围 ≤ 85cm，女性腰围 ≤ 80cm。

②早睡早起，每天睡眠时间不少于 7h。

治疗及康复指导

（1）遵医嘱坚持长期药物治疗，不要自行停药或调整药物或药量。

（2）定期测量血糖值，每周至少 2d，一天中需监测餐前及餐后 2h 血糖；如遇心悸、心慌、手抖、出冷汗时，随时测量并记录。

急症处理

（1）低血糖　如突然出现头晕、出汗、心悸、乏力、饥饿感明显、手抖等症状，需考虑发生低血糖，有条件时立即测血糖，确认低血糖后立即升糖处理，如进食含糖食物（如糖果、糖水等）；如无条件测血糖则先按低血糖处理（如上），在升糖处理后在家人陪同下至医院就诊；如家人发现患者意识障碍伴大汗，应立即测血糖，紧急送医。

（2）酮症酸中毒或高渗综合征　如患者出现口干、多饮、多尿症状加重，甚至有恶心呕吐、呼吸急促、呼吸有烂苹果味、腹痛、反应迟钝或昏迷等表现，应紧急送医。

（3）其他并发症　糖尿病患者常伴有多个并发症或多合并疾病，如有胸闷、胸痛、发热、皮肤破溃等病情变化表现，应尽快就医。

随访

根据医生的要求接受定期随访。

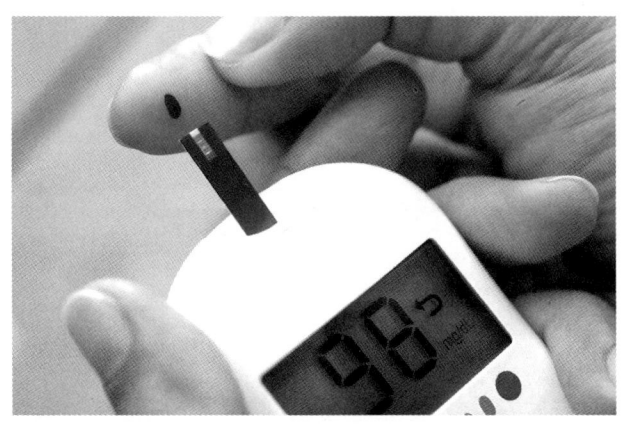

09 痛风

疾病基本知识

痛风是一种常见的关节病,表现为体内血尿酸水平(血浆中尿酸含量)>420μmol/L(7mg/dL),在夜间出现突然性的关节重度疼痛,疼痛部位出现红肿、皮温升高,关节表面出现皮肤红肿、紧张、发亮等症状。除关节损害,痛风患者还可伴发肾脏病变及其他代谢综合征,如高脂血症、高血压、糖尿病、冠心病等。

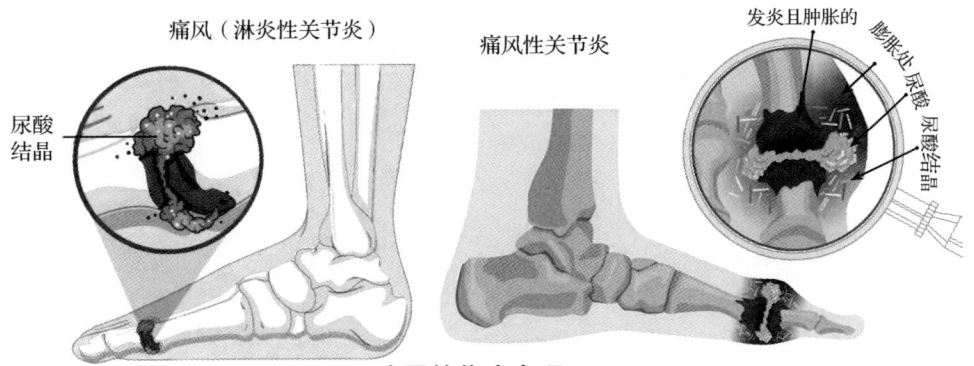

痛风的临床表现

美国风湿病学会(ACR)/欧洲抗风湿病联盟(EULAR)痛风分类标准

项目		分类	得分[①]
临床特点	受累关节	累及踝关节或足中段的单关节炎[②]或寡关节炎[③]	1
		累及第一跖趾关节的单关节炎或寡关节炎	2
发作时关节特点	患者自述或医师观察发现受累关节表面皮肤发红	符合1个发作特点	1
	受累关节明显触痛或压痛	符合2个发作特点	2
	受累关节活动受限或行走困难	符合3个发作特点	3
发作的时间特点(符合以下3点中的2点,且无论是否进行抗感染治疗)			
	24h之内疼痛达峰值 14d之内疼痛缓解	有1次典型发作	1
	2次发作间期疼痛完全缓解	反复典型发作	2
痛风石的临床证据	痛风石为皮下结节,常见于耳廓、关节,双肘鹰突滑囊,指腹,肌腱,表面皮肤菲薄且覆有较多血管,皮肤破溃后可向外排出有粉笔屑样尿酸盐结晶	有	4
实验室检查	血尿酸水平(尿酸酶法):应在发作4周后(即发作间期)且还未行降尿酸治疗的情况下进行检测,有条件者可重复检测。取检测的最高值进行评分	<40mg/L<240pmo/L 60~80mg/L(360~480μmol/L) 80~100mg/L(480~600μmol/L) ≥100mg/L(≥600μmol/L)	-4 2 3 4
影像学表现	对发作关节或者滑囊的滑液进行分析(应由受过培训者进行评估)	尿酸盐阴性	-2
	发作关节或滑囊尿酸盐沉积的影像学表现:超声表现有双边征[④]或双能计算机断层扫描(CT)有尿酸盐沉积	有任意一种表现	4

续表

项目		分类	得分[①]
影像学表现	痛风关节损害的影像学表现：X线显示手和/或足至少1处骨侵蚀	有	4

注：①表格中各个项目得分加起来≥8分时，即可诊断为痛风。

②单关节炎是指机体因为各种原因导致的出现单一关节疼痛的疾病。

③寡关节炎是指局限于一个或少数几个关节的炎症性疾病。

④双边征是指透明软骨表面不规则的回声不应随超声探头的角度变化而消失（若双边征随超声波角度变化而消失则为假阳性）。

痛风是遗传与环境因素共同作用导致的疾病，目前已经明确与痛风发病相关的危险因素包括尿酸盐转运体的基因多态性、年龄、肥胖、胰岛素抵抗、药物、高嘌呤饮食（黄酒、啤酒、海鲜、动物内脏、浓肉汤等）等。痛风性关节炎发作≥2次；或痛风性关节炎发作1次且同时合并以下任何一项：年龄<40岁、血尿酸>480μmol/L、有痛风石、尿酸性肾石症或肾功能损害［估算肾小球滤过率（eGFR）<90mL/min］、高血压、糖耐量异常或糖尿病、血脂紊乱、肥胖、冠心病、脑卒中、心功能不全，则立即开始药物降尿酸治疗。

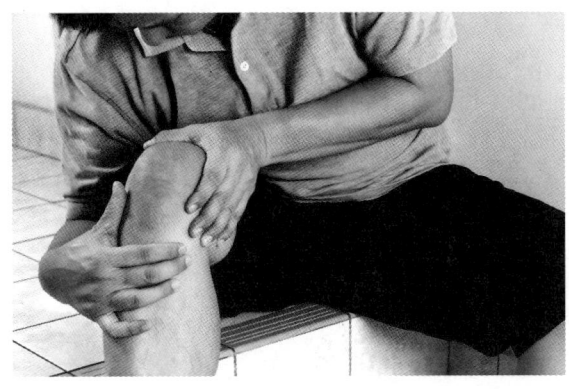

生活方式及行为指导

（1）饮食指导

①限制摄入酒精（尤其是啤酒和烈性酒）、含高嘌呤（如动物内脏、甲壳

类、浓肉汤和肉汁等）、含果糖和蔗糖的食品。

②鼓励摄入乳制品（脱脂或低脂乳制品）、鸡蛋（每天1个）、新鲜蔬菜、饮水（>2000mL/d，包括不加糖的咖啡和茶）。

③不推荐也不限制豆制品（如豆腐）的摄入。

（2）运动指导

①痛风急性发作期（关节红肿热痛）不宜运动，以休息为主，有利于炎症消退。

②痛风急性期过后休息一周左右，患侧关节无任何不适再开始运动。

③痛风间歇期和无症状高尿酸血症患者，建议适当运动。

④建议规律锻炼，运动次数以每周4~5次为宜，每次0.5~1h。可采取有氧运动，如慢跑、太极拳等。

⑤运动要循序渐进，应从低强度开始逐步过渡至中等强度，避免剧烈运动。剧烈运动可使出汗增加，血容量、肾血流量减少，尿酸排泄减少，甚至可以诱发痛风发作。

⑥运动期间或运动后，应适量饮水，促进尿酸排泄。因低温容易诱发痛风急性发作，运动后应避免冷水浴。

（3）戒酒。

（4）保持心理健康。

（5）其他

①保持健康体重：每周称量一次，BMI控制在18.5~24.0；另外，男性腰围≤85cm，女性腰围≤80cm。肥胖是患痛风的危险因素之一，适当减重可降低血尿酸水平，并减少痛风发作。

②早睡早起，每天睡眠时间不少于7h。

治疗及康复指导

（1）遵医嘱坚持长期药物治疗，不要自行停药或调整药物或药量。

（2）定期复查血尿酸、尿常规、肝肾功能、血糖、血脂、血常规、肾脏和输尿管 B 超等。

🚑 急症处理

如出现关节红肿热痛、发热等情况，应尽快到医院就诊。

📆 随访

根据医生的要求接受定期随访。

10 乳腺癌

疾病基本知识

乳腺癌是发生于乳腺上皮组织的恶性肿瘤,其中99%发生在女性,男性仅占1%。乳腺癌一般有如下症状:

①多为单发无痛性质硬肿块,少数患者有不同程度的隐痛或刺痛感。

②乳房皮肤凹陷(酒窝征),皮肤呈橘皮样改变。

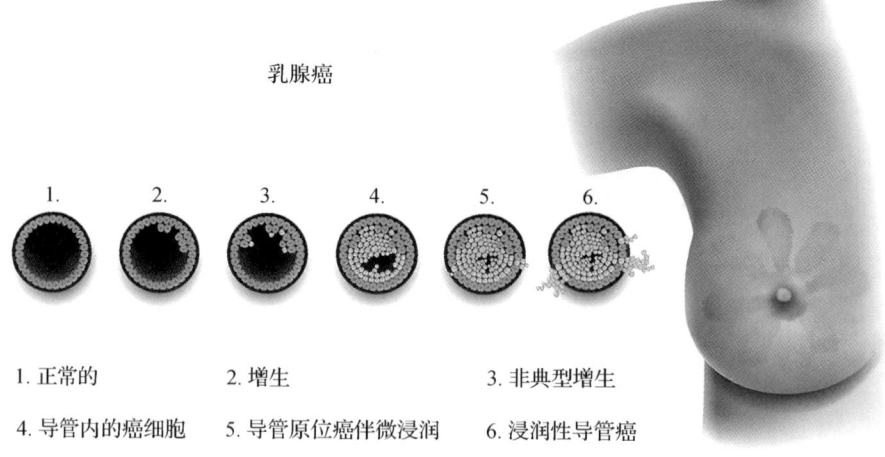

乳腺癌

1. 正常的　　　2. 增生　　　3. 非典型增生

4. 导管内的癌细胞　5. 导管原位癌伴微浸润　6. 浸润性导管癌

乳腺癌的演变进程

③单侧乳房乳头溢液，液体多为血性、暗褐色、浆液性或水样。

④腋窝淋巴结肿大。

乳腺癌的诊断标准如下。

（1）乳腺癌筛查

①乳腺自我检查

一看：站立或坐于镜前，面对镜子仔细观察自己两侧乳房，包括大小、形态、轮廓、皮肤及颜色有无改变，乳头有无抬高、凹陷、溢液等表现。

二触：左手上提至头部后侧，用右手检查左乳，以指腹轻压乳房，由乳头开始逐渐向外做环状顺时针或逆时针方向触摸感觉是否有硬块，用同样方法检查右边乳房。注意不要遗漏乳晕及腋窝部位。

三挤：以大拇指和食指按压乳头，注意有无异常分泌物。乳房自查应每月1次，最好在月经来潮后的 7~10d，此时乳腺比较松软，无胀痛，更容易发现异常；已停经的妇女可选择每月固定的时间进行自查。乳房自查时如发现异常应及时去医院就诊，以达到早发现、早诊断、早治疗的目的。

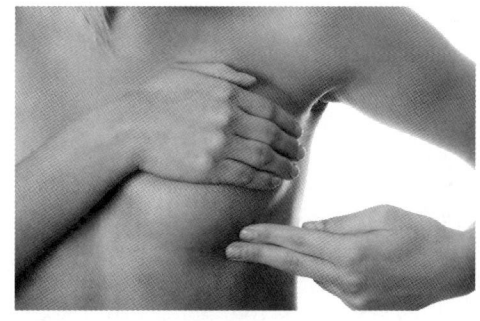 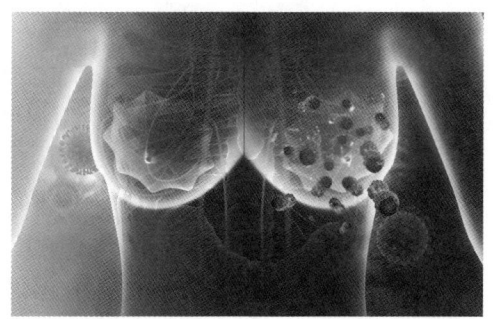

②实验室筛查

乳腺癌筛查基本原则

评估分类	检查内容
原发肿瘤评估	1. 体格检查 2. 双侧乳腺 X 线摄片 3. 超声检查 4. 乳腺磁共振成像 5. 空芯针穿刺

续表

评估分类	检查内容
区域淋巴结评估	1. 体格检查 2. 超声检查 3. 可疑病灶空芯针穿刺/细针穿刺
远处病灶的评估	1. 体格检查 2. 胸部 CT 检查 3. 腹部±盆腔影像学检查 4. 颅脑影像学检查（必要时） 5. 骨放射性核素扫描（必要时） 6. 正电子发射计算机断层扫描（PET）/CT 检查（必要时）

（2）病理学明确诊断

乳腺癌病理学诊断标准

病理分类	检查内容
基本病理	1. 明确病灶大小 2. 病理组织学类型 3. 组织学分级 4. 有无脉管侵犯 5. 有无合并原位癌 6. 病灶切缘情况 7. 淋巴结情况 8. 接受过术前新辅助治疗的患者需要评估新辅助治疗疗效
分子病理	对所有乳腺浸润性癌病灶进行雌激素受体（ER）、孕激素受体（PR）、人表皮生长因子受体2（HER2）、细胞增殖标志物（Ki67）检测

乳腺癌的危险因素包括乳腺癌家族史、遗传因素、月经初潮早（<12岁）、绝经晚（>55岁）、不孕或初次生育年龄晚（>30岁）、哺乳时间短（<4个月）、停经后进行雌激素替代疗法、绝经后肥胖、长期吸烟、过量饮酒、高脂饮食、胸部接受过高剂量放射线照射等。

生活方式及行为指导

（1）饮食指导

①确保蛋白质摄入充足，多食一些瘦猪肉、牛肉、鸡肉或鱼肉等，畏食的患者可适当吃一些山楂、萝卜、金橘等健胃食品。

②适当进食一些新鲜的水果，如西瓜、猕猴桃、杏、苹果、梨、草莓等富含维生素 C 和 B 族维生素的食物。

③合理安排饮食与化疗的时间。化疗当天饮食应清淡可口，最好在化疗前 3h 进食，化疗结束后晚餐晚些吃。化疗呕吐时可将生姜片含在嘴里，对于止吐有一定帮助。

（2）运动指导

①功能锻炼对于乳腺癌术后恢复患者肩关节功能和消除水肿至关重要，但必须严格遵守循序渐进的顺序，不可随意提前，以免影响伤口的愈合。术后 1~2d，练习握拳、伸指、屈腕；术后 3~4d，前臂伸屈运动；术后 5~7d，患侧的手摸对侧肩、同侧耳；术后 8~10d，练习肩关节抬高、伸直、屈曲 90°；术后 10d，进行爬墙及器械锻炼。

②有氧运动可增强人体免疫力，增加人体对疾病的抵抗能力，推荐的运动有快走、骑车、游泳、打太极拳以及有氧舞蹈等。

（3）戒烟限酒。

（4）保持心理健康，保持良好的心态。

（5）其他

①避免服用含有雌激素的药物（如某些避孕药）、保健品等。

②控制体重，尤其是绝经后超重或肥胖患者需要通过健康饮食、合理运动等方式控制体重。

③避免过度劳累，规律作息，保证睡眠充足。

治疗及康复指导

根据病情制定个体化治疗方案;术后3个月内注意患侧上肢的功能锻炼。

(1)腋窝淋巴结清扫术后患侧上肢应避免长时间下垂,避免负重、抽血、静脉输液、皮下注射、测量血压,避免蚊虫叮咬,休息和睡眠时避免压迫患侧手臂,避免佩戴过紧的戒指、手镯、手表等,以免影响淋巴回流。如已发生上肢淋巴水肿,需及时就诊。

(2)化疗[1]期间按时复查血常规、肝肾功能等(一般一周一次);注意休息,适当活动;注意饮食卫生;保持口腔清洁;在白细胞减少期间,为防止各种感染的发生,应避免接触过多的人,少去公共场所。

(3)放疗[2]期间应避免放疗区域皮肤受到摩擦,保持局部皮肤干燥、清洁;避免使用过热的水洗浴;避免穿紧身内衣;放射治疗照射区域避免日光照射、热敷或冰敷等刺激;照射区域不可擅自涂抹药膏、粘贴胶布。如有皮肤红肿、瘙痒、水泡、破溃等症状,及时就诊。

(4)内分泌治疗[3]期间需根据医嘱服药至少5年,不可间断服用。同时应适当补充钙剂和维生素预防骨质疏松和骨折,遵医嘱定期复查妇科彩超(使用他莫昔芬或托瑞米芬[4]时)、骨密度、血生化等指标。

(5)靶向治疗[5]期间要遵医嘱定期复查心电图、超声心动图等心脏检查项目,如出现胸闷、心慌、气短等症状,需及时就诊。

(6)放化疗及内分泌治疗期间应严格避孕,建议采用工具避孕。有生育需

---

1) 化疗是指通过口服药物或静脉注射药物的方式给予患者,使用药物杀灭癌细胞的方法。
2) 放疗是使用高能量射线治疗肺癌的方法。放疗可以杀灭癌细胞,但也会破坏周围的健康组织。
3) 内分泌治疗:乳腺癌患者中约半数以上为激素受体(HR)阳性,内分泌治疗是激素受体阳性乳腺癌的主要治疗手段,贯穿于早期和复发转移乳腺癌治疗的全过程。
4) 他莫昔芬或托瑞米芬:是一种非甾体类抗雌激素剂,机制为阻断雌激素在乳腺组织中的作用,广泛用于乳腺癌的辅助治疗,副作用为服用这两类药物的妇女子宫内膜癌相对风险增加到2到3倍,需要定期复查妇科彩超。
5) 靶向治疗:根据肿瘤细胞的基因突变进行精准打击,基于肿瘤细胞表面的特定传导信号通路,抑制细胞的正常代谢,直接杀伤具有某种基因突变的肿瘤细胞。

求的年轻患者可在化疗开始前向医生咨询卵巢功能保护措施。如治疗结束后有生育计划，应先咨询专业医生。

急症处理

化疗后出现不良反应应及时咨询医生，如果出现严重不良反应，如严重呕吐、腹泻等消化道反应、白细胞明显减少等严重骨髓抑制现象，或出现其他严重情况，需立即到医院就诊。

随访

早期乳腺癌患者在术后应定期随访，包括体检（以乳房、腋窝和锁骨上淋巴结触诊为主）及超声、血生化和血常规检查。有症状的患者，应完善其他特殊检查，如发射型计算机断层扫描（ECT）、骨密度检查、妇科检查等。随访的内容和频率如下。

（1）体格检查　初始治疗后的前2年每3个月进行一次，此后3年每6个月进行一次，5年后每年进行一次。

（2）乳腺自检　每月进行一次。

（3）乳腺超声　每3~6个月进行一次。

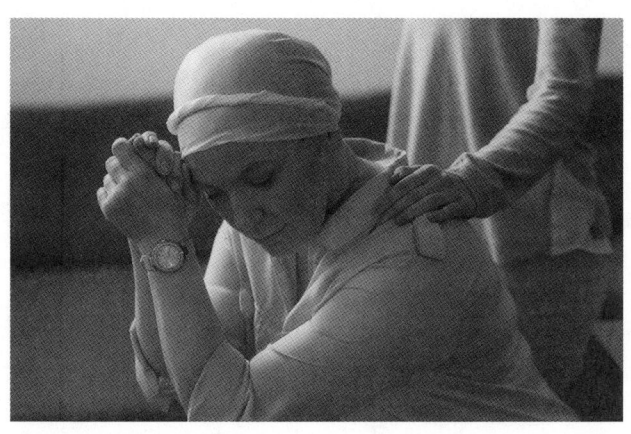

（4）血常规、血生化、肿瘤指标、腹部彩超　每6~12个月一次。

（5）乳腺钼靶　每年一次。

（6）胸部CT　每年一次。

（7）乳腺磁共振成像（MRI）　保乳术后患者，每1~2年一次。

（8）妇科B超　内分泌药物服用患者，每6个月一次。

11 宫颈癌

疾病基本知识

宫颈癌是最常见的妇科恶性肿瘤。其中，原位癌[1]高发年龄为30~35岁，浸润癌[2]为45~55岁，近年来发病率有年轻化的趋势。近几十年来由于宫颈细胞学筛查的普遍应用，使宫颈癌和癌前病变得以被早期发现和治疗，所以宫颈癌的发病率和死亡率已有明显下降。宫颈癌一般有如下症状。

（1）阴道流血　早期多为接触性出血，中晚期为不规则阴道流血。出血量根据病灶大小、侵及间质内血管情况而不同，若侵袭大血管可引起大出血。年轻患者也可表现为经期延长、经量增多；老年患者常为绝经后不规则阴道流血。一般外生型[3]较早出现阴道出血症状，出血量多；内生型[4]则较晚出现该症状。

---

[1] 原位癌即细胞学上具有原有的恶性特点，但尚未突破上皮基膜的肿瘤，因此又称为上皮内癌，或浸润前癌。

[2] 浸润癌即传统意义上的癌症。

[3] 外生型宫颈癌子宫颈可见息肉状、菜花状赘生物，常伴感染，质脆易出血。

[4] 内生型宫颈癌的癌灶在子宫颈内部的组织浸润生长，子宫颈表面是光滑的或者仅仅表现为糜烂样的改变，子宫颈肥大、质硬、呈桶状。

（2）阴道排液　多数患者有阴道排液，液体为白色或血性，可稀薄如水样或米泔状，或有腥臭。晚期患者因癌组织坏死伴感染，可有大量米汤样或脓性恶臭白带。

（3）继发症状　根据癌灶累及范围不同出现不同的继发性症状，如尿频、尿急、便秘、下肢肿痛等；癌肿压迫或累及输尿管时，可引起输尿管梗阻、肾盂积水及尿毒症；晚期可出现贫血、恶病质[1]等全身衰竭症状。

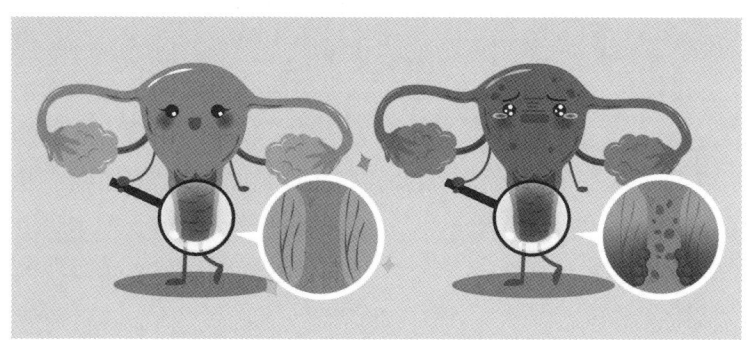

生活方式及行为指导

（1）饮食指导

①确保营养均衡，保证摄入各种营养素，包括蛋白质、碳水化合物、脂肪、维生素和矿物质。多吃新鲜的蔬菜和水果，如西蓝花、胡萝卜、苹果、橙子等，以提供丰富的维生素C、维生素E、胡萝卜素等抗氧化物质，有助于增强机体免疫力。

②增加蛋白质摄入，选择瘦肉、鱼类、豆类、蛋类、奶类等优质蛋白质来源，有助于身体组织的修复和增强抵抗力。

③补充微量元素：锌和硒对免疫系统具有重要作用，可以通过食用牡蛎、

---

[1] 恶病质：表现为极度消瘦、皮包骨头、形如骷髅、贫血、无力、完全卧床、生活不能自理、极度痛苦、全身衰竭等综合征。多由癌症和其他严重慢性病引起。可看作是由于全身许多脏器发生障碍所致的一种中毒状态。此症的发生多指机体处于严重的功能失调状态。

瘦肉、坚果等食物来补充。

④避免刺激性食物：减少辛辣、油腻、腌制、烟熏等食物的摄入，这些食物可能会刺激胃肠道，影响身体恢复。

（2）运动指导　有氧运动可提升人体免疫力，增强人体对疾病的抵抗力。可根据自身身体状况选择适宜的运动，如散步、慢跑、瑜伽、太极拳等。散步是一种简单、安全的运动方式，适合大多数宫颈癌患者；瑜伽可以帮助患者调节呼吸，放松身心，增强身体柔韧性；太极拳动作缓慢、柔和，能促进气血流通，增强体质。

（3）戒烟限酒　避免饮酒和吸烟，烟草中的有害物质和酒精都会对身体造成伤害，不利于宫颈癌患者的康复。

（4）保持心理健康，保持良好的心态。多参加一些宫颈癌康复交流活动，与其他患者分享经验，互相鼓励，增强心理支持。也可以通过冥想、深呼吸、听音乐、阅读等方式缓解压力和焦虑情绪。

（5）其他

①定期复查：严格按照医生的建议定期进行复查，包括妇科检查、影像学检查、肿瘤标志物检测等，以便及时发现问题并采取相应的治疗措施。

②注意个人卫生：保持外阴清洁，勤换内裤，避免感染。性生活要注意卫生，必要时可使用安全套，防止病原体传播。

③保证充足睡眠：每天保证 7~8h 的睡眠时间，良好的睡眠有助于身体恢复和提高免疫力。

治疗及康复指导

根据病情制定个体化治疗方案。

（1）化疗期间按时复查血常规、肝肾功能等（一般一周一次）；注意休息，适当活动；注意饮食卫生；保持口腔清洁；在白细胞减少期间，为防止各种感染的发生，应避免接触过多的人，少去公共场所。

（2）放疗期间应避免放疗区域皮肤摩擦，保持局部皮肤干燥、清洁；避免使用过热的水洗浴；避免穿紧身内衣；避免对照射区域日光照射、热敷或冰敷等刺激；照射区域不可擅自涂抹药膏、粘贴胶布。如有皮肤红肿、瘙痒、水泡、破溃等症状，及时就诊。

（3）放化疗及内分泌治疗期间应严格避孕，建议采用工具避孕。有生育需求的年轻患者可在化疗开始前向医生咨询卵巢功能保护措施。如治疗结束后有生育计划，事先咨询专业医生。

急症处理

化疗后出现不良反应应及时咨询医生，如果出现严重不良反应，如严重呕吐、腹泻等消化道反应、白细胞明显减少等严重骨髓抑制现象，或出现其他严重情况，需立即到医院就诊。

随访

宫颈癌患者应定期随访，包括体检（以妇科三合诊[1]、腹股沟及锁骨上淋巴结触诊为主）及超声、血生化和血常规检查。有症状的患者，应完善其他特殊检查，如ECT、骨密度检查、正电子发射计算机断层显像（PET）等。随访的内容和频率如下。

（1）体检　初始治疗后的前2年每3个月进行一次，此后3年每6个月进行一次，5年后每年进行一次。

（2）血常规、血生化、肿瘤指标、腹部彩超　每6~12个月一次。

（3）盆腔磁共振成像（MRI）　初始治疗后的前2年每3个月进行一次，此后3年每6个月进行一次，5年后每年进行一次。

（4）胸部CT　初始治疗后的前2年每3个月进行一次，此后3年每6个

---

[1]三合诊：指经直肠、阴道、腹部联合检查。一般用食指进阴道，中指进直肠，另手置下腹部协同触摸。这种方法可以查清骨盆腔较后部及子宫直肠窝的情况。

月进行一次，5年后每年进行一次。

（5）宫颈液基薄层细胞检测（TCT） 初始治疗后的前2年每3个月进行一次，此后3年每6个月进行一次，5年后每年进行一次。

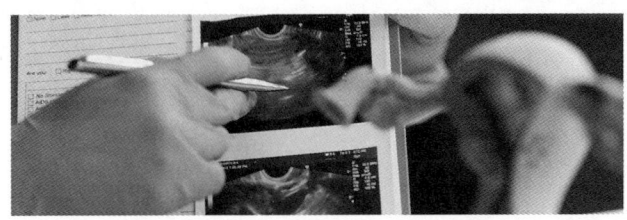

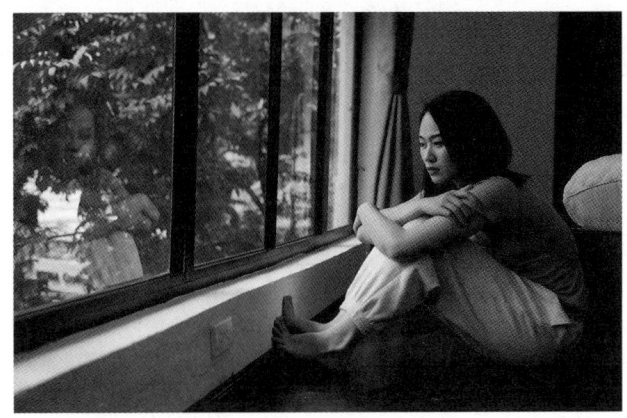

12 结直肠癌

疾病基本知识

结直肠癌是指发生在结肠和直肠的恶性肿瘤，是威胁我国居民生命健康的主要癌症之一。结直肠癌一般有如下症状：排便习惯与粪便性状改变，粪便呈稀水样、脓血样或果酱样；腹痛；腹部肿块；直肠肿块；可有贫血、低热，晚期患者有进行性消瘦、恶病质、腹水等。结直肠癌的诊断标准：组织病理活检发现肿瘤细胞的存在即可明确诊断；结肠镜、X线钡剂灌肠以及其他影像学检查观察到结直肠肿瘤的存在；患者出现贫血、低热、便秘、腹泻等相关症状需要进一步检查。结直肠癌常见的并发症包括：

①出血及贫血：结直肠癌患者以血便为主要症状，当长期慢性失血超过机体造血的代偿功能时，病人即会出现贫血。

②肿瘤阻塞：当肿瘤长至相当体积或浸润肠壁肌层时，可引起肠管狭窄，肠腔变小，肠内容物通过受阻。

③穿孔：当癌灶呈深溃疡穿透肠壁时可发生穿孔。

有结直肠癌家族史，患有炎症性肠病、糖尿病，肥胖，吸烟，大量饮酒，过多摄入红肉和加工肉类等都是导致结直肠癌的危险因素。

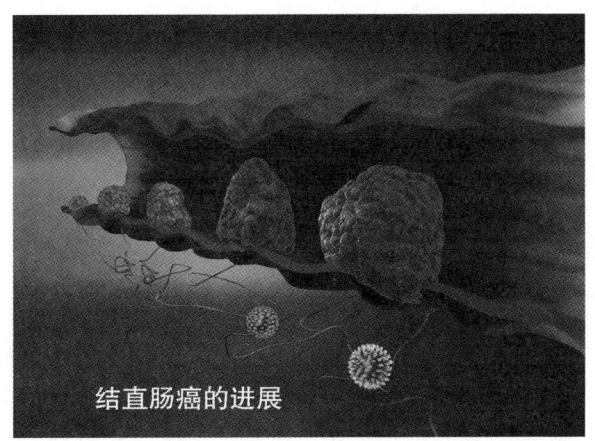

结直肠癌的进展

生活方式及行为指导

（1）饮食指导

①多吃富含维生素 A、维生素 C、维生素 E、维生素 K 和叶酸的食物，如新鲜蔬菜、水果、动物肝脏等。

②多吃富含微量元素的食物，如香菇、海带、紫菜、蛋黄、南瓜、大白菜、人参、枸杞、山药、灵芝等，它们所含有的硒、钼等具有抗癌作用。

③多吃易于消化吸收的低脂肉食（如去皮鸡鸭肉、三文鱼等）和甜食（如蜂蜜、蜂王浆等）。

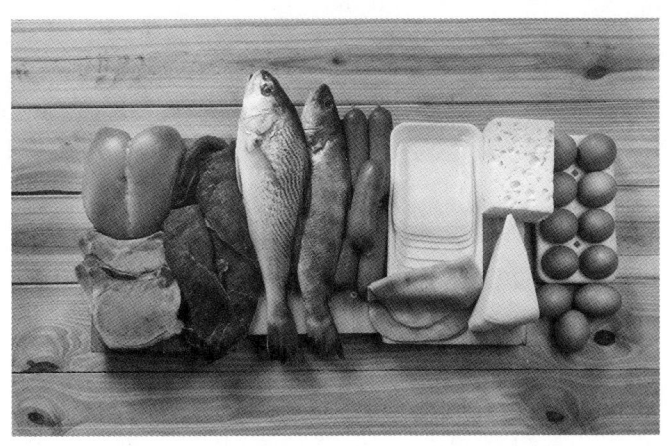

④多吃富含蛋白质的食物，如瘦肉、蛋类、豆类、奶类以补充各种必需氨基酸，保持体内氨基酸的平衡可抑制癌症的发展。

（2）运动指导

①出院后逐步适度地运动。可以先以慢走为主，随着身体逐步恢复，可以进行太极拳、慢跑、游泳等有氧运动。锻炼过程中，注意运动量的控制，防止体力不支情况发生。

②外科手术后1个月内进行运动时，建议继续保留束腹带，有助于减轻疼痛，并可降低术后切口疝[1]风险。

③直肠手术患者1个月内应避免下蹲及用力排便；结肠造瘘人造肛门患者应始终避免剧烈运动及负重。

④患者手术后半年内应避免剧烈运动及重体力劳动。

（3）戒烟限酒　烟酒与结肠癌发生率增高有一定的相关性，所以结直肠癌患者需避免吸烟饮酒，同时也要尽量避免吸入二手烟。

（4）保持心理健康　坏情绪是癌症的催化剂，压抑、焦虑等消极情绪可使免疫系统识别、消灭癌细胞的功能降低，因此更易患癌；生活中应尽量保持身心愉悦、情绪稳定，找到健康的途径排解不良情绪。

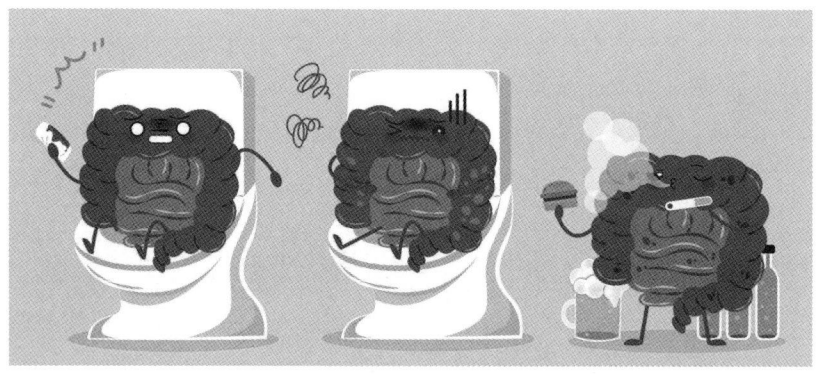

---

[1] 切口疝是手术切口深处的筋膜层裂开或未愈合所致，可视为迟发的切口裂开或表面愈合的深部切口裂开。由于切口表面的皮肤和皮下脂肪层已愈合筋膜层裂开，在腹腔内压力的作用下，内脏或组织向外疝出，其疝囊可能是已经愈合的腹膜也可能是腹膜裂开后逐渐形成。

治疗及康复指导

根据患者病情制定个体化治疗方案。早期可选择根治性手术,可根据情况联合帕博利珠单抗[1]等辅助治疗。无法手术治疗的晚期患者可根据情况进行放、化疗或靶免联合[2]等综合治疗。

(1)化疗期间要注意保持良好的心理状态,缓解紧张情绪;要注意对静脉注射部位进行仔细的护理,避免药液外渗、皮肤或肌肉组织的损伤;同时,在化疗期间一定要注意饮食方面需摄入清淡营养、易于消化和蛋白质含量高的食物。

(2)放疗期间应至少每周一次检查身体状况,注意生命体征有无异常、体重有无下降,以及血象的变化。可在放射治疗前预防性使用止吐药。如果放疗期间出现不适感,要及时告知医生对症处理。如果有些患者出现腹痛或者腹泻,需要给予药物,对症治疗。

急症处理

外科手术后患者若出现无法缓解的急性腹痛或血便,应及时回院复诊;放化疗后出现不良反应应及时咨询医生,如果出现严重不良反应,如严重呕吐、腹泻等消化道反应,白细胞明显减少等,应尽快到医院就诊。

随访

结直肠癌患者在术后应定期随访,随访的内容和频率如下。

---

1)帕博利珠单抗是由一种人源化单克隆抗体,激活影响肿瘤细胞的T淋巴细胞,可用于部分结直肠癌患者的一线治疗。

2)靶免联合治疗是指在靶向药物与免疫检查点抑制剂(ICI)联合的基础上,同时结合介入、放疗等局部治疗手段,以提高中晚期癌症治疗有效率的综合治疗。

（1）早期患者术后每 3~6 个月一次病史和体格检查，共 5 年。

（2）中晚期患者术后每 3 个月一次病史和体格检查，共 3 年；然后每 6 个月一次，至术后 5 年。5 年后每年一次随访。

（3）视情况进行血常规检查；视情况进行结肠镜检查、肝脏超声检查和胸腹盆腔 CT 检查。

（4）监测营养缺乏情况（如维生素 B_{12}、铁元素），必要时予以治疗。

13 肺癌

疾病基本知识

原发性支气管肺癌（简称肺癌）起源于支气管黏膜及肺泡，是我国及世界范围内最常见的肺部原发性恶性肿瘤。早期肺癌往往无症状，大多数是在胸部X线检查时发现；若有症状，则咳嗽为最常见症状，常出现刺激性咳嗽，咳嗽呈高金属音，继发感染时痰量增多，呈黏液脓性，同时可有持续性痰中带血，如侵犯大血管可引起大咯血。全身一般表现为消瘦、食欲缺乏、乏力、发热、恶病质等。晚期肺癌压迫、侵犯邻近器官、组织或发生远处转移时，可产生下列征象：

①压迫或侵犯膈神经，引起同侧膈肌麻痹。

②压迫或侵犯喉返神经，引起声带麻痹、呛咳和声音嘶哑。

③压迫上腔静脉，引起静脉怒张，甚至晕厥。

④侵犯胸膜及胸壁，引起持续性剧烈胸痛。

⑤侵入纵隔，压迫食管，引起吞咽困难。

⑥侵入纵隔和压迫位于胸廓上口的器官或组织，引起颈交感神经综合征。

⑦淋巴结转移后，可出现体表淋巴结肿大。

⑧产生内分泌物质，呈现非转移性的全身症状，如骨关节病综合征、皮

质醇过多（Cushing）综合征、重症肌无力、男性乳腺增大和多发性肌肉神经痛等。

肺癌确诊的金标准为病理诊断，需依靠部分手段获取组织，包括支气管镜检查，主要对中央型肿瘤取样，还包括穿刺，主要对外周病灶取样，在CT、B超辅助下进行活检，可以判断癌症细胞类型是小细胞肺癌，还是鳞状细胞癌、腺癌及其他类型肿瘤。此外，获取组织后做分子病理检测，判断是否存在有意义的靶基因，并选用相应的靶向治疗，在较少创伤的情况下，可以实现肿瘤的精准治疗。若没有病理诊断，如有CT、PET-CT、X线等影像学检查，以及血清内癌胚抗原等其他肿瘤标志物检查，均可作为临床参考，提示可能存在肿瘤但并不能确诊。因为肺癌易与其他疾病相混淆，如结核和真菌感染的影像学检查结果和肿瘤类似，因此需进行病理检查才能确诊。吸烟、二手烟或环境油烟吸入史、职业致癌物质暴露史、个人肿瘤史、直系亲属肺癌家族史、慢性肺部疾病史都是罹患肺癌的高危因素。

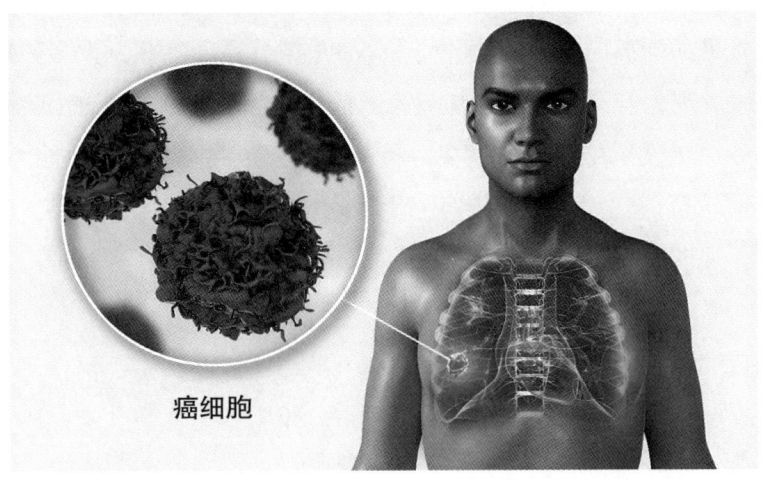

癌细胞

生活方式及行为指导

（1）饮食指导

肺癌患者的身体比较虚弱，需要摄入足够的营养，保证蛋白质、维生素的摄入，避免食用过多的糖分和油脂。

①饮食宜清淡、易消化，食谱宜多样化，少食多餐，进食富含优质蛋白质、高热量、富含维生素的食物，如牛奶、鲜鱼、瘦肉、鸡蛋、豆类制品等。

②增强机体免疫力，多食黄鱼、甲鱼、山药、乳清蛋白粉等。咳嗽、痰多者，多食萝卜、杏仁皮、枇杷。咯血者宜吃莲藕、甘蔗、梨、鲫鱼等。

③减轻放疗和化疗副作用，宜多吃菌类、龙眼肉、核桃、苹果、绿豆等。

④忌辛辣、刺激、油腻、黏滞生痰食物，如葱、蒜、韭菜和油煎、烧烤食物等。

（2）运动指导

肺癌患者可以进行适量的运动，如散步、瑜伽、太极等，帮助恢复身体功能，缓解疲劳和焦虑等不适症状。疾病缓解期间，在医师指导下开展科学呼吸训练，选择性开展一些活动量更大的有氧康复运动项目以增强体质。

（3）立即戒烟并避免接触二手烟。

（4）心理调节　肺癌患者常常面临心理压力和情感困扰，需要时应寻求心理支持和帮助，如寻求心理医生或心理咨询师的帮助，或者参加肺癌康复支持团体等。

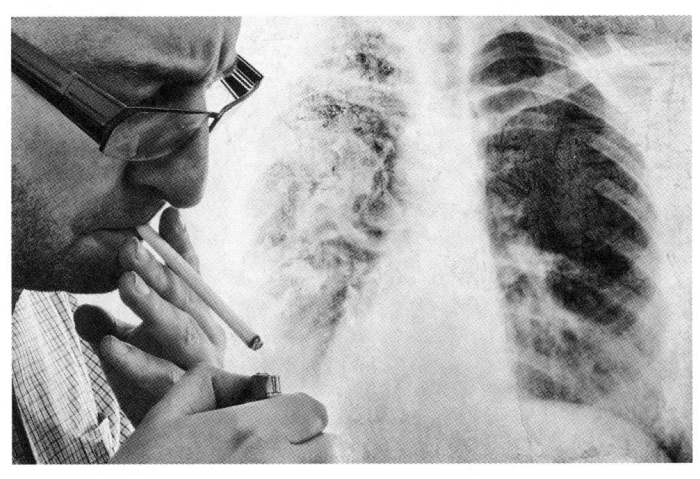

治疗及康复指导

（1）肺癌的治疗方法

①传统治疗方法：主要包括手术、化疗和放疗。

a. 手术：手术是一种治疗肺癌的有效方法，适用于早期肺癌和一些晚期肺癌。手术的主要目的是切除患部肺组织，从而达到治疗肺癌的效果。但手术有一定的风险和创伤，需要患者在手术前接受全面的评估和准备。

b. 化疗：常用于肺癌的治疗。化疗的副作用较大，包括恶心、呕吐等消化道反应、脱发等皮肤反应、免疫力下降等。

c. 放疗：通常用于治疗无法通过手术切除的肺癌或是术后的辅助治疗。

②新型治疗方法

a. 分子靶向治疗：是指通过针对癌细胞特异的分子靶点设计药物来治疗肺癌。与传统的化疗药物不同，靶向药物只作用于癌细胞特定的分子，从而最小化对正常细胞的伤害。目前，已经有多种靶向药物被用于治疗肺癌，如表皮生长因子受体（EGFR）抑制剂和间变性淋巴瘤激酶（ALK）抑制剂等。靶向治疗的主要优点是可以获得更好的疗效和更小的副作用。

b. 免疫治疗：是指利用激活患者自身免疫系统来攻击肺癌细胞的治疗方法。免疫治疗的主要手段是针对肿瘤细胞表面的免疫检查点进行干预，从而增强患者自身免疫反应对癌细胞的攻击性。免疫治疗的最大优点是可以持久地控制肺癌，而且副作用相对较小，但也有一些患者对免疫治疗不敏感或出现免疫相关的不良反应。

随着分子生物学、肿瘤免疫学等技术的发展，越来越多的研究表明，肺癌不是一种单一的疾病，而是有多种不同的亚型，如非小细胞癌、小细胞癌等。因此，个体化治疗成为治疗肺癌的一种重要趋势。

（2）遵医嘱坚持用药，不可随意停药。

（3）定期到医院进行复查，了解病情进展。

急症处理

如出现剧烈咳嗽、咯血、呼吸困难、头面部和上肢肿胀、心悸、头痛、肢体无力、精神障碍、步态障碍、癫痫发作、视觉障碍和语言障碍等肺癌急症相关表现，需马上到医院就诊。

随访

根据医生的要求接受定期随访。

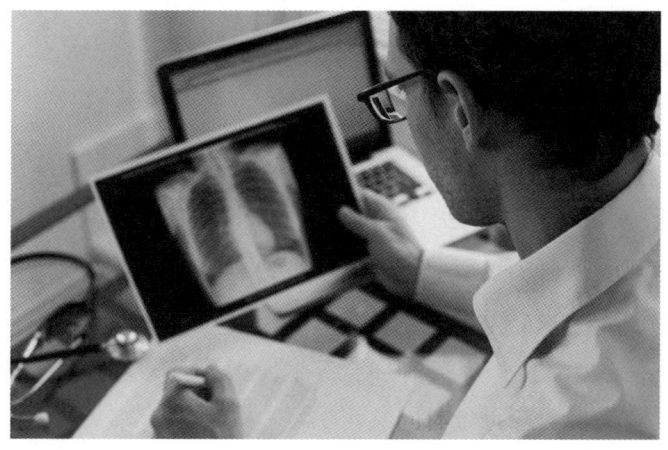

14 胃癌

疾病基本知识

胃癌，顾名思义是发生在胃部的癌症，最初癌细胞是来源于胃的黏膜上皮细胞，最常见的病理类型是腺癌[1]。胃癌的主要临床症状表现为早期上腹部不适，食欲下降，乏力，黑便，重压感或剑突[2]下疼痛等；后逐渐出现疼痛加重，进食后饱胀、呕吐，甚至呕血，出现黑便，继而出现贫血，伴随体重明显下降。胃癌通过 X 线胃钡餐造影、增强 CT 检查、内镜检查及颈部淋巴结活检诊断。胃癌常见的并发症如下。

①出血：一般为少量出血，大出血比较少见。

②梗阻：胃底部胃癌延及贲门或食管时引起食管下端梗阻，邻近幽门的肿瘤易致幽门梗阻。

③穿孔：可见于溃疡型胃癌，穿孔无粘连覆盖时，可引起腹膜炎。

④复发及转移：指术后手术部位再次出现肿瘤或转移至其他如肝、肺、淋巴结等部位，引起腹水、恶病质等情况。

1）腺癌是腺上皮的恶性肿瘤性疾病，乳腺、肺、消化系统、子宫、前列腺等多见，以手术治疗为主，预后较差。

2）心脏区的胸壁前下端有一剑突软骨，起保护心脏作用。

胃癌的危险因素包括：幽门螺杆菌（*Helicobacter pylori*）感染、长期高盐饮食，烟熏煎炸食品、红肉与加工肉的摄入及不良饮食习惯、有吸烟史、重度饮酒、一级亲属胃癌家族史等。

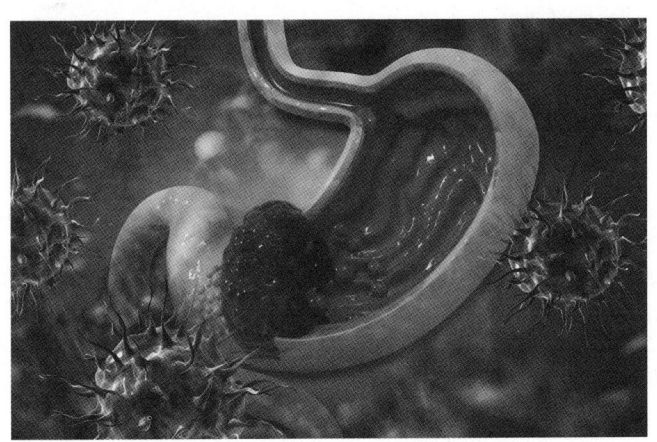

生活方式及行为指导

（1）饮食指导

①加强营养，提高抗病能力。少食多餐，每天4~5次，从流质、半流质过渡到软食，开始时每次量约小半碗，以后慢慢增加。

②饮食宜清淡、富含维生素、蛋白质，富于营养、宜消化，如肉汤、牛奶、豆浆、藕粉、面条、各种粥等。

③可适当补充一些铁剂，多吃新鲜水果、蔬菜。

④禁吃霉变食物，禁生硬、粗糙刺激之物。

⑤养成定时、定量的饮食习惯。食物应细嚼慢咽，减轻胃的负担。

⑥进食后应躺下休息15min左右。避免进食较多的甜流汁或汤水。若出现头昏心慌、出汗、腹部不适、恶心等症状，不必惊慌，躺下休息15~30min后会慢慢自行好转。

⑦定时排便，保持大便通畅。

（2）运动指导

①胃癌患者如术后无任何禁忌证，可在术后1~7d后由家属搀扶在病房里走动，可促进身体各项功能的恢复。

②如果胃癌患者手术的创伤较重，术后体力较差，在不能下床的情况下，可在床上做肢体运动和翻身动作。

③如果胃癌患者手术身体恢复良好，可逐步加大运动量，变换锻炼内容，从散步、练气功、打太极拳到做操，最后可适当慢跑。其中，最佳运动方式推荐散步。

（3）戒烟限酒　吸烟饮酒有导致胃癌发生率增高的可能性，所以胃癌患者术后需避免吸烟饮酒，同时也要尽量避免吸入二手烟。

（4）保持心理健康　坏情绪是癌症的向导，压抑、焦虑、抑制等消极情绪可使免疫系统识别、消灭癌细胞的功能减弱，因此更易患癌；生活中应尽量保持身心愉悦、情绪稳定，减轻精神压力，找到健康的途径排解不良情绪。

治疗及康复指导

根据患者病情，应制定个体化治疗方案。主要治疗手段如下。

（1）内镜治疗　适用于早期胃癌，并且具有严格的要求：病灶小于2cm、病理组织分化良好且无溃疡的黏膜内癌。内镜下切除具有创伤小、并发症少、恢复快、费用低等优点，包括内镜下黏膜切除术、内镜黏膜下剥离术（ESD）、激光疗法等，其中内镜黏膜下剥离术在国内外目前应用较广。

（2）手术　手术是胃癌患者获得根治的唯一可能方法。根据病情，选择根治性或非根治性（姑息手术、减瘤手术）手术。早期患者术后可获得根治。而进展期患者需要根据胃癌病理学类型及临床分期，采用以手术治疗为主，联合围手术期化疗、放疗、生物靶向治疗等手段的综合治疗，以达到延长患者生存期限，改善患者生存质量的目标。胃癌患者术后应尽早下床活动，由床边—室内—室外逐渐进行，活动范围及活动量根据具体情况逐渐增加，体力恢复后可尽早开始自理活动，如洗脸、如厕、穿衣等，促进恢复；活动时妥善固定各引流管，防止引流管扭曲、脱落，并避免引起疼痛。

（3）放化疗　根据病情，可与手术联合序贯（多种用药方案交替使用）增强疗效，也可成为晚期胃癌患者的主要治疗方案。放化疗期间，应至少每周一次检查身体状况，注意生命体征有无异常、体重有无下降和血象的变化。要注意保证良好的营养状态，食物需要注意烹调方法，以炖、煮为主，让食物更为软烂，容易消化，易于吸收。定期复查血常规，对于贫血和白细胞减少的情况需要及时予以药物治疗；注意保暖，不接触冰凉食物、物品；需要保持良好的休息和睡眠，避免情绪波动。

（4）中医治疗　正规的中药调理及针灸治疗可有效改善患者抗肿瘤治疗期间的不适症状。

急症处理

胃癌患者出现出血、黑便、梗阻或其他严重情况，应及时就近就医。

随访

胃癌患者应定期随访，随访的内容和频率如下。

（1）放化疗患者治疗期间，每周需门诊复诊，进行血液指标检测等常规检查。

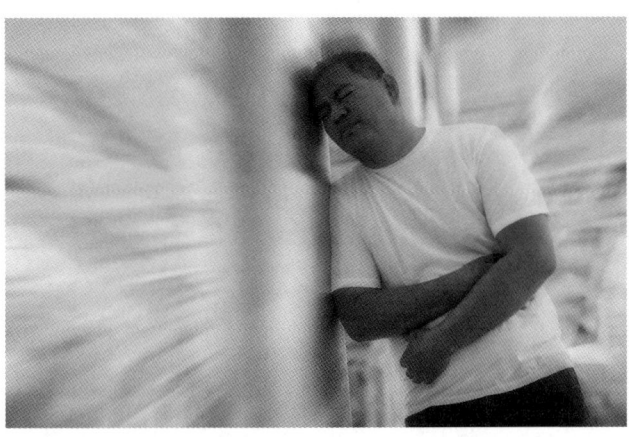

（2）术后患者，根据个体情况，每3~6个月一次病史和体格检查，共1~2年；然后每6~12个月一次，总共3~5年，然后每年随访一次（视情况，进行血生化检查及胸腹盆CT和内镜检查等）。

（3）监测营养缺乏情况（如维生素 B_{12}、铁缺乏），必要时予以治疗。

（4）如有任何新发不适，及时就医。

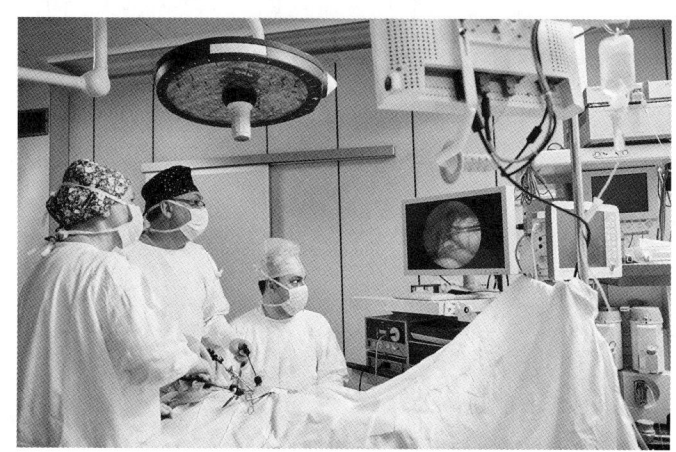

15 骨质疏松症

疾病基本知识

　　骨质疏松症是一种以骨量降低、骨组织微结构损坏导致骨脆性增加，易发生骨折为特征的全身性骨病。主要症状为身高变矮、骨痛及骨质疏松性骨折、全身疼痛、脊柱变形等。目前骨密度检查采用的双能 X 线吸收检测法（DXA）测量腰椎和髋部骨密度是诊断骨质疏松症公认的标准。临床上常用的测量部位是中轴骨（L1-4、股骨颈或全髋）或非优势侧的桡骨远端 1/3 处。对于绝经后女性、50 岁及以上男性，建议参照世界卫生组织（WHO）推荐的诊断标准。骨密度降低程度符合骨质疏松症诊断标准，同时伴有 1 处或多处脆性骨折为严重骨质疏松症。

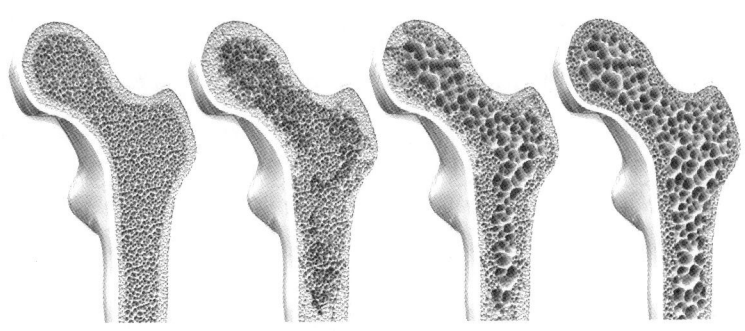

骨质疏松进展

基于 DXA 测定骨密度分类标准

分类	T 值
正常	T 值 ≥ -1.0
骨量减少	-2.5 < T 值 < -1.0
骨质疏松症	T 值 ≤ -2.5
严重骨质疏松症	T 值 ≤ -2.5 + 脆性骨折

注：T 值 =（实测值 – 同种族同性别正常青年人峰值骨密度）/同种族同性别正常青年人峰值骨密度的标准差；DXA：双能 X 线吸收检测法。

骨质疏松症的主要危险因素包括：①种族；②老龄化；③女性绝经；④脆性骨折家族史；⑤不健康生活方式（烟酒、高盐饮食等）；⑥疾病（内分泌、胃肠道、风湿等患病史）；⑦药物（糖皮质激素、华法林、抗癫痫药、甲氨蝶呤、袢利尿剂、抗病毒药、抗抑郁药、质子泵抑制剂等）。每三个月定期检测骨转换标志物，在抗骨质疏松药物治疗中监测中骨转换标志物的变化明显早于骨密度。每年进行精确的身高测量对于判断骨质疏松症治疗疗效非常重要。当患者身高缩短 2cm 以上，无论是急性还是渐进，均应对脊椎进行影像学检查，以明确脊椎是否有新骨折发生。

生活方式及行为指导

（1）饮食指导

①建议采用高钙、低盐和适量蛋白质的均衡膳食，推荐每日蛋白质摄入量为 0.8～1.0g/kg 体重，并且每天摄入牛奶 300mL 或相当量的乳制品。

②多吃蛋白质丰富的食物，如鸡蛋、瘦肉、鱼类、核桃等，忌辛辣、过咸、过甜等刺激性食品。多吃钙含量多的食物，如海米、虾皮、蟹、海带、菠菜、菜花等。多吃维生素 D 丰富的食物，如动物肝脏、蛋黄、鱼、肉及豆制品类，可以促进钙的吸收。

③不饮咖啡、浓茶、碳酸饮料、奶茶等，减少钙质流失。

（2）运动指导

①适合于骨质疏松症患者的运动包括抗阻运动[1]和有氧运动，推荐规律的负重及肌肉力量练习，如重量训练和其他抗阻运动，有氧运动包括行走、慢跑、太极拳、瑜伽、舞蹈和乒乓球等，在运动时要注意防止跌倒，减少骨折风险。

②运动应循序渐进、持之以恒。骨质疏松症患者开始新的运动训练前应咨询临床医生，进行相关评估。

③选择早上8:00至9:00太阳刚出来的时候做户外运动，至少每天1h，可分次进行，运动量以身体能适应为原则，运动强度适宜。

（3）戒烟限酒，同时尽量避免吸入二手烟。

（4）保持心理健康，尽量保持身心愉悦、情绪稳定。

（5）其他　建议上午11:00到下午3:00之间尽可能多地将皮肤暴露于阳光下晒15~30min（取决于日照时间、纬度、季节等因素），每周两次，以促进体内维生素D的合成，其间尽量不涂抹防晒霜，以免影响日照效果。但需注意避免强烈阳光照射，以防灼伤皮肤。

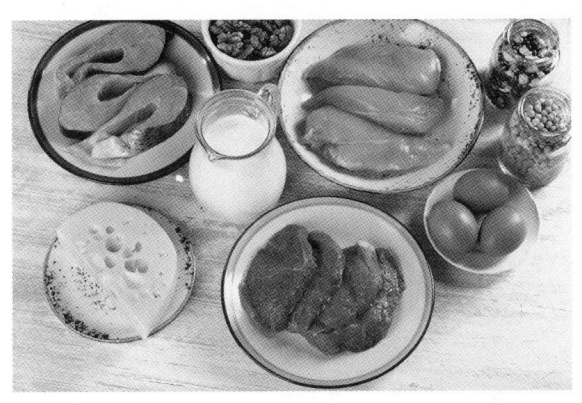

治疗及康复指导

（1）按医嘱正确用药，药物使用过程有不适情况及时复诊。

---

[1] 抗阻运动是肌肉在克服外来阻力时进行的主动运动。

（2）功能锻炼

①直腿抬高练习：股四头肌（大腿前侧大肌肉）的舒缩和直腿抬高练习，每次5~10min，抬高时间5~10s，抬放时间相等。

②踝关节及足趾跖屈背伸运动：每次10~15min，每天200~300次。锻炼时间为：早上起床后、午睡后和睡前一小时。

③协调性锻炼：多做走猫步、单腿站、原地转圈（原地转圈1~2min，停下来，闭眼静立30s，然后反向转）等平衡力训练，增加身体协调性，避免外伤的发生。

急症处理

（1）椎体一旦发生骨折即需卧硬板床休息，垫一枕头以减轻下腰部的压力，限制活动并及时到医院诊治。

（2）如出现病情加重，如轻微外力或跌倒后出现髋部及胸、腰背部疼痛难以缓解，考虑骨质疏松性骨折，及时到医院诊治。

随访

（1）根据医生的要求接受定期随访。

（2）推荐在药物首次治疗或改变治疗后每年、效果稳定后每1~2年重复骨密度测量（在同一家医院使用相同机器检测）。

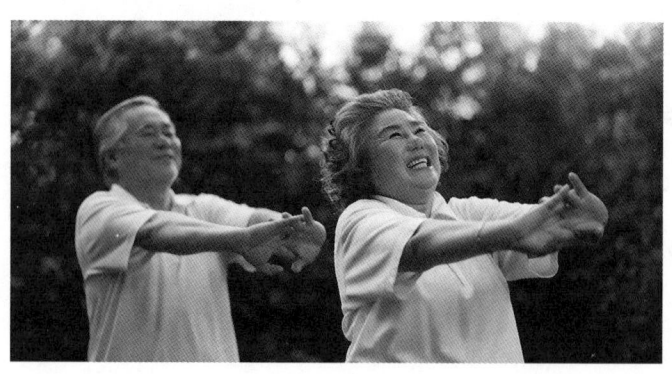

16 腰椎间盘突出症

疾病基本知识

腰椎间盘突出症是由于腰椎间盘突出,刺激或压迫神经所导致的以腰腿痛为主要症状的病变。腰椎间盘突出症主要有以下这些症状。

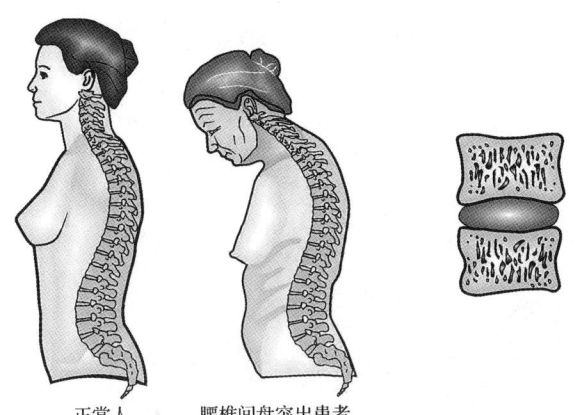

正常人　　腰椎间盘突出患者　　　　　　　　　　　腰椎间盘突出

正常人的腰椎和腰椎间盘突出

(1)症状表现

①腰痛:腰痛常为首发症状。疼痛一般在腰骶部,大多为酸胀痛,可放射到臀部,反复发作,久坐、久站或劳累后加重,休息后缓解。

②坐骨神经痛：单侧下肢放射性疼痛，站立、行走、打喷嚏或咳嗽时疼痛加重，卧床休息可缓解。

③下肢麻木无力。

④大小便功能障碍等严重的马尾综合征[1]。

（2）腰椎间盘突出症的主要病因

①退行性改变：腰椎间盘退行性改变是腰椎间盘突出症发生的基本因素，包括纤维环和髓核含水量减少，髓核失去弹性，纤维环向心性裂隙。

②损伤：体力劳动、久坐久蹲、驾驶、体育运动等造成的积累性损伤是腰椎间盘突出症发生的重要因素。

③腰骶先天异常：腰椎骶化、骶椎腰化、半椎体畸形、小关节畸形、关节突不对称等先天异常可使腰椎承受的应力发生改变，从而导致椎间盘内压升高，易发生退变和损伤。

④遗传因素：有色人种发病率较低。编码结构蛋白、基质金属蛋白酶、凋亡因子、生长因子、维生素D受体等因素与腰椎间盘突出症患病风险增加相关。

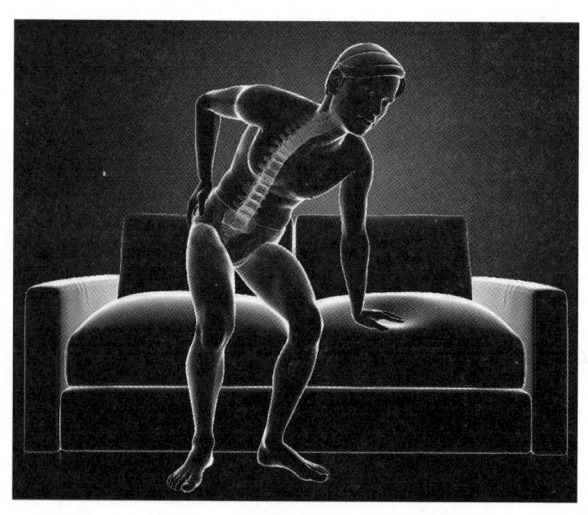

---

[1] 马尾综合征指马尾神经在脊麻时受化学药物刺激或被突出椎间盘压迫时发生麻痹，功能紊乱或不全，出现坐骨神经痛，表现为双下肢及会阴部麻木、感觉减弱或消失、大小便失禁等。

⑤其他因素：妊娠、肥胖、糖尿病、高脂血症、吸烟、椎间盘感染等是发生腰椎间盘突出症的危险因素。

生活方式及行为指导

（1）生活习惯指导

①仰卧位是较舒适的卧床姿势，在膝关节和头下各放置一个枕头，将肩部抬高。或者侧卧位，位于上方的膝关节屈曲，在两侧膝关节之间放置一个枕头。

②坐姿端正，避免久坐。工作中，避免久坐及久站、搬动重物、旋转腰部等动作。如需久坐或久站则应经常更换体位，在工作间隙少量多次地起身活动。使用提供适当背部支撑的椅子。

③床垫选择：中等硬度的床垫应是首选。与硬质的木板床和软质的海绵床垫相比，中等硬度的弹簧床垫较利于获得良好的睡眠。

（2）运动指导

①步行、游泳、低冲击性的有氧运动都是较好的体育锻炼方式。

②不推荐在发病最初的1~2周内进行运动疗法治疗。如症状不再加重，症状出现3周后开始是较合理的安排。"小燕飞"等腰背肌肌力训练可以增强腰背肌的力量，减少腰椎间盘突出进一步加重，有助于改善腰部功能。

（3）戒烟限酒。

（4）保持心理健康，保持身心愉悦、情绪稳定。

（5）其他

a. 生活习惯规范：适当锻炼、控制体重、增强自我保护意识、避免腰部不良姿势等有利于腰背部疼痛康复，避免加重神经根的刺激。

b. 腰部保护措施：佩戴腰部护具和使用中等硬度床垫是常规的腰部保护措施。护具可通过限制脊柱活动缓解疼痛，中等硬度床垫可改善腰部功能。

c. 建议BMI≥28的患者减轻体重。

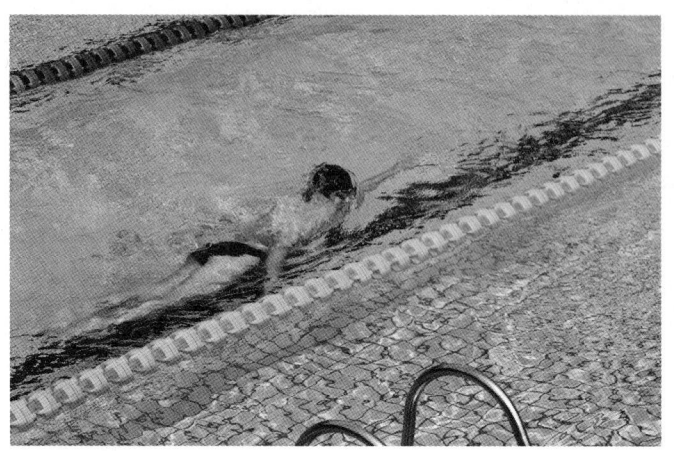

治疗及康复指导

（1）遵医嘱规律地服用药物。

（2）急性期需要卧床休息。

（3）对脊柱负荷较重的患者，可佩戴腰部护具。

（4）在症状好转后，可以回归适度的正常活动，可以做小燕飞、臀桥、五点支撑等腰背肌锻炼，增强腰背肌力量。

（5）严禁做推拿，可能会使突出进一步加重，造成严重的神经损伤。

（6）日常康复，如生活习惯规范和腰部保护措施应贯穿腰椎间盘突出症的治疗周期。

急症处理

腰椎间盘部位发生剧烈疼痛时，需及时就医。

随访

根据医生的要求接受定期随访。

17 颈椎病

疾病基本知识

颈椎病指颈椎椎间盘退行性改变及其继发病理改变累及其周围组织结构（神经根、脊髓、椎动脉、交感神经等）。主要表现为颈部疼痛、发僵、上肢放射性疼痛或麻木、头晕、头痛，严重时出现上肢沉重、无力、握力减退等症状。

颈椎病的危险因素及预防措施如下。

①咽喉部炎症不仅易引起上颈椎自发性脱位，也是诱发颈椎病的因素之一。保持良好的睡眠体位，既要维持整个脊柱的生理曲度，又应使患者感到舒适，方可达到使全身肌肉松弛、消除疲劳和调整关节生理状态的效果。

②避免头颈部外伤。外伤后患者要做早期治疗。如症状较轻，可用石膏颈围控制颈部活动，严重时需住院治疗。

③避免长期低头工作，长期低头易造成颈后部肌肉、韧带组织劳损，屈颈状态下椎间盘的内压大大高于正常体位。因此要定期改变头颈部体位，当头颈向某一方面转动过久之后，应向另一反方向运动，并在短时间内重复数次。长期伏案工作者应开展工间操活动，使处于疲劳状态的颈椎定时获得内外平衡。

④避免风寒、潮湿，夏天注意避免风扇、空调直接吹向颈部，出汗后不要

直接吹冷风或用冷水冲洗头颈部，或在凉枕上睡觉。

⑤重视青少年颈椎健康。在中小学乃至大学中，大力宣传有关颈椎的保健知识，教育学生们树立颈椎的保健意识，重视颈椎健康，树立科学学习、健康学习的理念，从源头上堵截颈椎病。

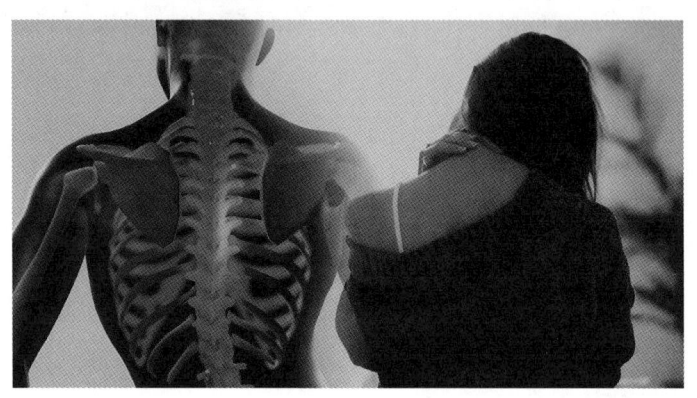

生活方式及行为指导

（1）生活习惯指导

①改善与调整睡眠状态：理想的睡眠体位应该是使整个脊柱处于自然曲度，髋、膝关节呈屈曲状，全身肌肉放松。枕头不宜过高，应该对颈部有足够的支撑作用。根据不同习惯，可采用仰卧和侧卧，但不宜俯卧。

②纠正与改变工作中的不良体位：工作中常见的职业性不良体位有电脑操作员、打字员、绣花工、会计等的长时间低头动作，交警的转头动作、流水线装配工的低头转颈动作等。有效的措施是定时改变头颈部体位。

③改变不良的工作和生活习惯，如卧在床上阅读、看电视等。

④休息：颈椎病急性发作期或初次发作的患者要适当注意休息，病情严重者要卧床休息2~3周。

（2）运动指导　无任何颈椎病症状者，可以每日早、晚各数次进行缓慢地屈、伸、左右侧屈颈部及旋转颈部运动。同时加强颈背肌肉等长抗阻收缩锻炼，如平板支撑、引体向上等。

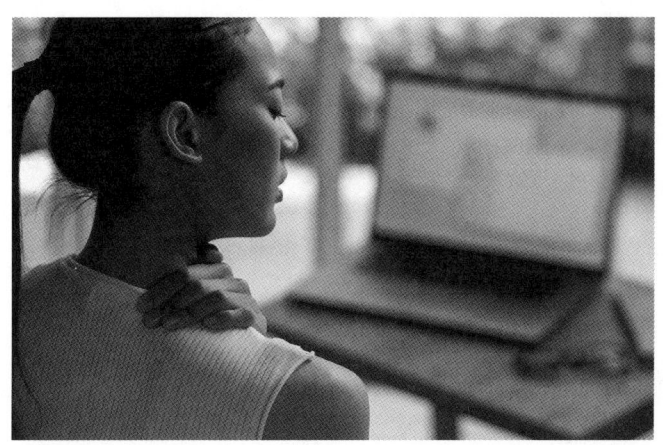

（3）戒烟限酒。

（4）心理健康　一方面要消除恐惧悲观心理，另一方面要防止得过且过的心态，放弃积极治疗。

（5）其他

①避免风寒、潮湿：夏天注意避免风扇、空调直接吹向颈部，出汗后不要直接吹冷风，或用冷水冲洗头颈部，或在凉枕上睡觉。

②避免颈部外伤：乘车外出应系好安全带并避免在车上睡觉，以免急刹车时损伤颈椎。出现颈肩臂痛时，在明确诊断并排除外颈椎管狭窄和颈椎神经压迫后，可进行轻柔按摩，避免过重的旋转手法，以免损伤椎间盘。

③重视青少年颈椎健康。

治疗及康复指导

（1）如果出现颈项部不适，尤其是双上肢麻木，步态不稳，甚至肌力下降，及时就诊。

（2）遵医嘱进行药物治疗，不要自行停药或调整药物或药量。如出现不适或症状加重，及时就诊。

（3）保持良好的日常生活习惯，减少持续低头时间，适当进行体育锻炼，如游泳、打羽毛球、跑步等。

🚑 急症处理

颈椎部发现剧烈疼痛时,需及时就医。

📆 随访

根据医生的要求接受定期随访。

18 白内障

疾病基本知识

　　白内障是一种引起视物模糊的眼部疾病，是由于眼球晶状体发生变性和混浊，变为不透明，导致影响视力。白内障表现为单或双侧性发生，两眼发病可有先后，视力进行性减退，由于晶状体皮质混浊导致晶状体不同部位屈光力不同，可有眩光感、单眼复视、近视度数增加等症状。引发白内障的各种原因如晶状体老化、遗传、局部营养障碍、免疫与代谢异常、外伤、中毒、辐射等，都能引起晶状体代谢紊乱，导致晶状体蛋白质变性而发生混浊。白内障多见

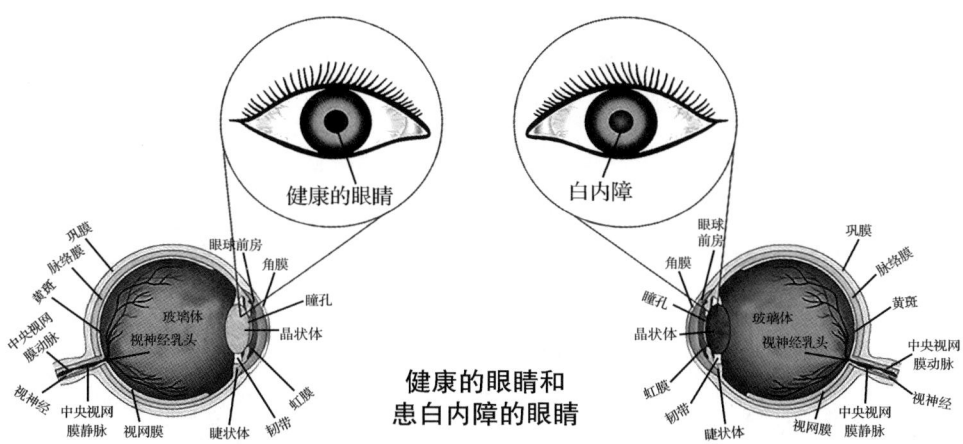

健康的眼睛和
患白内障的眼睛

于40岁以上人群，且随年龄增长发病率呈上升趋势，女性发病率略高于男性。长期接受紫外线照射、放射性辐射等工作，发病率更高。当发现视力急剧下降，或者视力突然模糊时，需要及时去医院就诊。

生活方式及行为指导

（1）注意眼部卫生，不要用手揉搓眼睛。减少手机等电子屏幕使用时间，每使用1h休息5~10min，不在强光下看书，避免强光刺激，外出时尽量携带太阳伞或佩戴墨镜。

（2）多吃绿叶蔬菜及富含维生素C、维生素E、叶黄素的食物，如西红柿、坚果、胡萝卜等，尽量少吃油炸食品、乳糖含量丰富的乳制品如奶油、冰激凌等。

（3）吸烟和过量饮酒会增加白内障发生的风险，应尽量戒烟限酒。

（4）白内障患者长期受疾病影响，视物不清，这给日常生活带来了诸多不便，长此以往，患者难免会存在焦虑、抑郁等负面情绪。在生活护理中，要注意对白内障患者进行情绪疏导，使其保持内心愉悦，积极配合相关护理工作，避免受不良情绪影响。

（5）加强锻炼，可适当参加慢走、跑步、打球等运动，有助于症状改善。

治疗及康复指导

（1）药物治疗　一些早期白内障，临床用药以后病情发展会减缓。白内障从早期进展至成熟是一个较漫长的过程，它有可能自然停止在某一发展阶段而不至于严重影响视力。早期白内障可口服维生素C、维生素B_2、维生素E等，也可用一些药物延缓病情发展。白内障一般发展至中期以后开始明显影响视力，药物治疗无实际意义，需进行手术治疗。

（2）手术治疗　一般白内障发展到视力低于0.3，或白内障的程度和位置显著影响或干扰视觉功能，患者希望改善视觉质量时，即可进行白内障手术。

术前的注意事项

（1）预防跌倒

①学会使用呼叫器，将呼叫器放置于手边。

②穿防滑拖鞋，裤子大小适中。

③将常用的物品放在触手可及的位置。

④病房通道不放杂物。

⑤晚上睡觉拉起两侧床栏，上厕所开头灯和廊灯，家属注意陪护。

（2）配合医生做好术前全身检查和必要专科检查　对合并糖尿病、高血压、心血管疾病的患者，术前注意控制血糖、血压。白内障手术患者空腹血糖应控制在 8mmol/L 以下，血压应控制在 160/90mmHg 以下。配合冲洗双眼泪道和眼结膜囊，配合术前点散瞳药水。

（3）术前常规点抗生素眼药水 2～3d　白内障手术采用局部麻醉，术前可以正常饮食，但不宜吃得过饱。全身疾病的药物一般不需停用，具体可咨询手术医生。

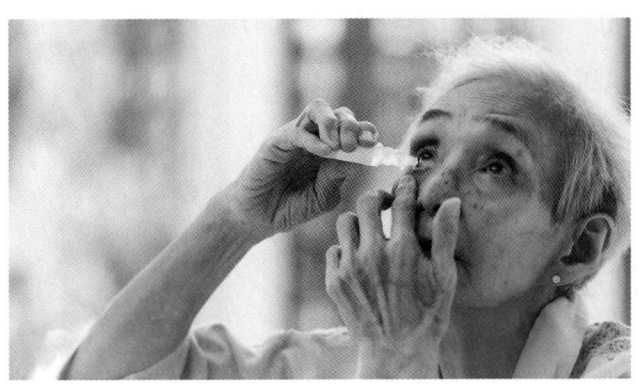

术后注意事项

（1）术后注意术眼有无疼痛，眼胀痛伴同侧头痛、恶心、呕吐等症状可能为高眼压，应及时通知医生。

（2）合并糖尿病、高血压的患者，因手术应激反应，术后血糖和血压可能会升高，不要惊慌。

（3）多卧床休息，头部不可过多活动，不要用力闭眼，避免低头、弯腰，防止碰撞术眼，避免重体力劳动和剧烈活动。

（4）不要用手或不洁物品擦揉眼睛，保持眼部周围皮肤清洁，洗脸时勿用力擦洗。洗头、洗澡时，避免水进入眼睛。

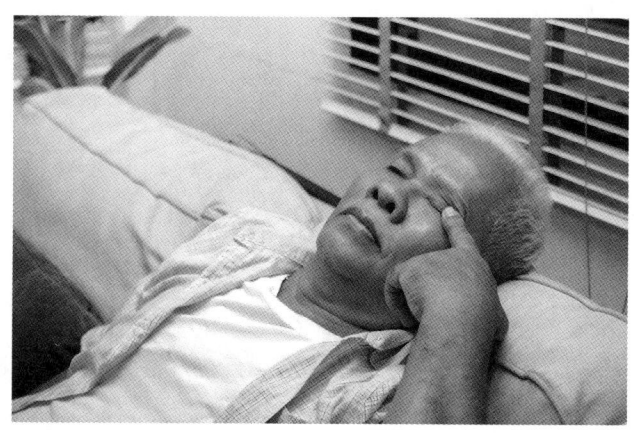

（5）注意保暖，预防感冒，避免咳嗽、打喷嚏、擤鼻涕。

（6）不要穿领子过紧的衣服，头部不要过度紧张或悬空。

（7）饮食宜清淡，摄入易消化的食物，少吃坚硬、辛辣的食物，多摄入含维生素、纤维素的食物，保持大便通畅。

出院后注意事项

（1）注意用眼卫生，不宜长时间看电视、电脑和阅读，宜多休息，外出戴防护眼镜。

（2）有合并全身性疾病的患者，应积极治疗，特别是糖尿病、高血压。

（3）能正确点滴眼药水和眼药膏，必须遵医嘱按时点滴眼药水。

（4）术后1个月术眼的保护　严格按医嘱门诊随访，若出现以下情况请速回院就诊：①眼睛刺痛、发红；②眼睛分泌物很多；③不断流眼泪；④视力突然减退。

（5）术后配镜指导　白内障摘除术后，未植入人工晶状体的患者，无晶状体眼呈高度远视状态，应配戴框架眼镜或角膜接触镜；植入人工晶状体者，3个月后屈光状态稳定时，可验光配戴近视或远视眼镜。

（6）术后的视力恢复需要一段时间，所以请不要有过多的心理压力，很多患者的视力在三个月后恢复。

点滴眼药水注意事项

（1）使用流动的水彻底清洗干净双手。

（2）滴眼药水前请先将头稍微向后仰，用手指轻轻拉下下眼皮，同时眼睛向上望。

（3）点眼药水、眼药膏时药品要靠近眼睛但不可碰触到眼睛，以避免污染。

（4）轻按眼药水的瓶身，让眼药水从眼角侧滴入眼袋内，轻闭眼睛，用干净的纸巾擦去流出眼外的药水，可轻压眼角鼻梁，以防药水流出。

（5）若同时使用两种以上眼药，建议至少间隔10min。

（6）若同时使用眼药水及眼药膏，建议先用眼药水后用眼药膏（药水、药膏间隔10min使用）。

（7）切勿与他人共同使用同一药品以免发生相互感染。

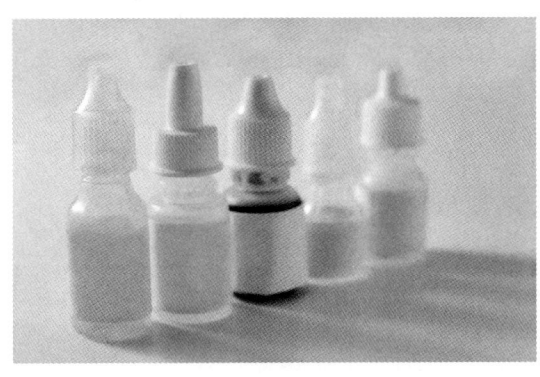

📅 随访

根据医生的要求定期随访。

19 登革热

疾病基本知识

登革热是由登革病毒引起、主要经伊蚊[1]叮咬传播的一种急性传染病。主要表现为突发高热、明显疲乏、畏食、恶心等，常伴有较剧烈的头痛、眼眶痛、全身肌肉痛、骨关节痛等症状，可伴面部、颈部、胸部潮红，结膜充血，皮疹等。病程第3至第6天在颜面、四肢出现充血性皮疹或点状出血疹。典型皮疹为见于四肢的针尖样出血点及"皮岛"样表现等。皮疹多有痒感，不脱屑，持续3~5d。疑似病例或临床诊断病例符合以下任一项可以确诊为登革热：

①登革病毒恢复期血清特异性 IgG 抗体滴度比急性期有 4 倍及以上增长或阳转。

②从急性期患者血液、脑脊液或组织等中分离到登革病毒。

③应用逆转录聚合酶链反应（RT-PCR）或实时荧光定量逆转录聚合酶链反应（RT-qPCR）检出登革病毒核酸。临床诊断病例或确诊病例出现严重出

---

[1] 伊蚊俗名花斑蚊，一般滋生于水坑、注地积水、石穴、树洞、竹筒和缸罐等容器积水中，通过吸取人或动物的血液为生，可以传播登革热、流行性乙型脑炎及丝虫病等弯传染病。

血、严重脏器损伤、休克可诊断为重症病例。少数病例会出现急性心肌炎、急性呼吸窘迫综合征、急性肝损伤、急性肾功能不全、中枢神经系统损伤等严重脏器损伤。

老人、婴幼儿和孕妇伴有糖尿病、高血压、冠心病、消化性溃疡、哮喘、慢性肾病等基础疾病者伴有免疫缺陷疾病者等相关人群是重症登革热的高危人群，一旦感染登革热需及时就医。

生活方式及行为指导

（1）饮食指导

①患病期间的饮食要清淡（如面条、米粥等），避免食用辛辣刺激性食物（如辣椒、大蒜等），避免加重肠胃负担，影响病情恢复。

②多吃富含维生素C的新鲜蔬菜（如菠菜、芹菜、白菜、番茄等）和水果（如苹果、香蕉、火龙果、猕猴桃等）。

③患者出现食欲不振时，可以适当吃鸡蛋、牛奶、瘦肉等富含蛋白质的食物，为机体提供能量。

④少吃容易产气的食物，如红薯、土豆等，否则容易导致腹部胀气。

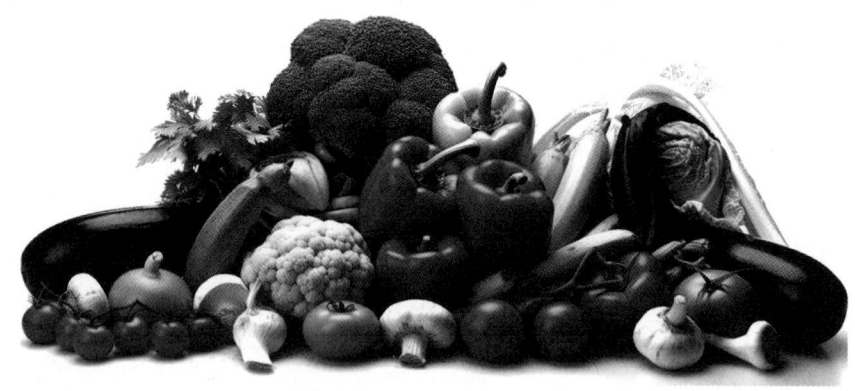

（2）运动指导　患病期间必须注意休息，不宜过早下地活动，避免剧烈运动，避免劳累；经治疗病情好转后，根据自己的身体状况和运动能力选择适合

的运动方式和强度，从轻度活动开始，逐渐增加运动强度和时间。

（3）戒烟限酒。

（4）保持心理健康，保持心情舒畅，情绪稳定，减轻心理压力。

（5）其他

①从身边做起，做好防蚊灭蚊工作，翻盆倒罐，清除媒介伊蚊的滋生地。

②要做好个人防护，建议在户外活动时穿着合适的衣物，如长袖上衣和长裤；暴露皮肤可涂抹驱蚊剂。做好家庭防护，可使用蚊帐、纱门、纱窗。

③赴登革热高发区工作、学习和生活时，请注意做好防蚊灭蚊。

④从境外回国入境时，如出现发热、头痛、肌肉关节痛、皮疹等症状，应当主动向口岸检验检疫人员申报，以便得到及时救治。

⑤从境外回国后 14d 内，如出现发热、头痛、肌肉关节痛、皮疹等症状，应当及时到医院就诊，告知医护人员自己的出国史，便于医护人员排查登革热。

治疗及康复指导

（1）如果怀疑自己患有登革热，需在 24h 内到医院诊治，防蚊隔离治疗至退热及症状缓解。

（2）按医嘱服用药物。

急症处理

患者患病期间如出现病情加重尤其是以下症状要及时向医生咨询，如未就医应及时就医：退热后病情恶化、严重腹部疼痛、持续呕吐、烦躁不安、皮肤瘀斑等。

随访

根据医生的要求接受定期随访。

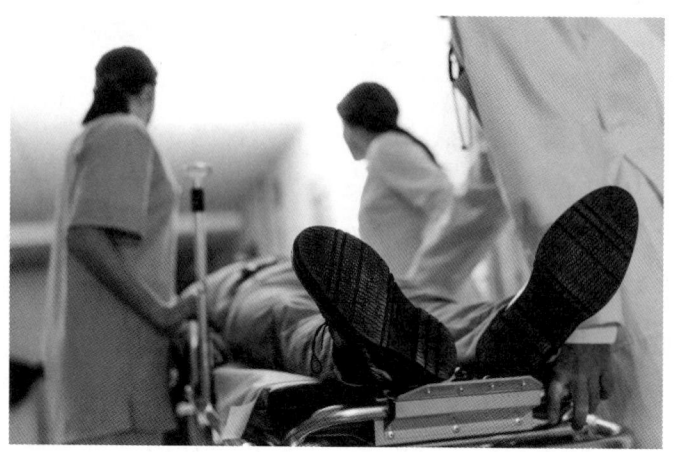

20 艾滋病

疾病基本知识

艾滋病是因感染了人类免疫缺陷病毒（HIV）后，造成人体不同程度的免疫功能缺陷，继而引发各种感染性疾病，并发生恶性肿瘤而导致死亡的一种传染性疾病。艾滋病的传播途径有经性接触（包括不安全的同性、异性和双性性接触），经血液及血制品（包括共用针具静脉注射毒品、不安全规范的介入性医疗操作、文身等）传播，经母婴传播（包括宫内感染、分娩时和哺乳传播）。当前经性途径传播是艾滋病的主要传播途径，多性伴、不安全的性行为是感染艾滋病的主要危险因素。目前艾滋病无法治愈，一旦感染需要终身服药，服

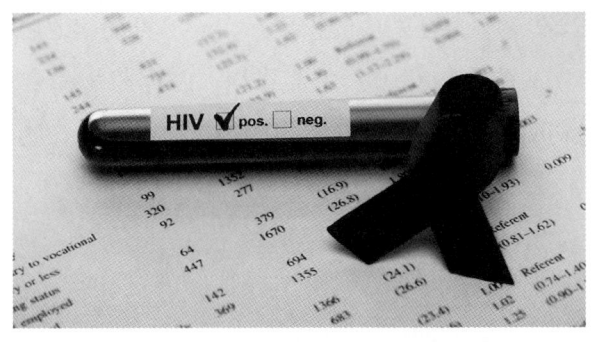

注：pos 代表检测阳性，neg 代表检测阴性。

用特定的药物后可以像正常人一样生存。感染者从感染艾滋病病毒到发病可分三期，即急性期、无症状期和艾滋病期。感染者在急性期会出现 HIV 病毒血症和免疫系统急性损伤相关的临床表现，临床表现以发热最为常见，可伴有咽痛、盗汗、恶心、呕吐、腹泻、皮疹、关节疼痛、淋巴结肿大及神经系统症状。艾滋病患者的实验室检测主要包括 HIV 抗体检测、HIV 核酸定性和定量检测、$CD4^+T$ 淋巴细胞计数、HIV 耐药检测等。

生活方式及行为指导

（1）坚持在性生活时每次正确使用安全套，可有效降低艾滋病和性病的传播风险。高质量的安全套完全可以阻止艾滋病病毒的穿透。

（2）已知自己感染艾滋病，要及时告知有性关系者，故意传播艾滋病的行为不仅不道德，而且要依法承担相应的法律责任。

（3）HIV 感染者要注意个人卫生防护，加强身体锻炼，加强营养摄入，适当补充维生素和蛋白质，保证睡眠，避免过度劳累，生活作息规律，戒烟戒酒，提高身体的免疫力，延缓发病。

（4）HIV 感染者如果想生育孩子，在临床医生的指导下，通过科学的干预措施完全有可能生下健康的宝宝。

治疗及康复指导

（1）一旦确诊艾滋病，在医生的指导下，应尽可能早地启动抗病毒治疗。

（2）目前抗 HIV 的药物有国家免费药物、医保药物和全自费药物，建议根据自身的经济状况和疾病情况，在医生的指导下合理选择药物。

（3）一旦启动艾滋病抗病毒治疗后，需要终身服药，保证服药的依从性，否则将会产生耐药性，甚至导致病情恶化。

（4）启动抗病毒治疗后，需要定期随访，开展相关的检测，评估治疗效果。

急症处理

只要坚持服用抗病毒药物,一般不会出现病情加重的情况。

随访

根据医生的要求接受定期随访。

21 肺结核

疾病基本知识

肺结核是由结核分枝杆菌（*Mycobacterium tuberculosis*）经由空气传播而引起的一种肺部的慢性传染病，主要表现为咳嗽、咳痰、咯血、发热、乏力、盗汗、食欲减退等。确诊的金标准是对痰或肺泡灌洗液进行病原学检查。并发症主要有大咯血、呼吸衰竭、气胸、肺部感染等。传染源主要是痰菌阳性患者。飞沫传播是肺结核最主要的传播途径。婴幼儿、老年人、HIV感染者、免疫抑制剂使用者、慢性疾病患者等人群免疫力低下，都是肺结核的易感人群。当患者具有结核病感染症状（低热、乏力、盗汗等）或伴呼吸道症状（咳嗽、咳痰2周以上，或伴咯血）或通过健康体检发现肺部阴影疑似肺结核，都应及

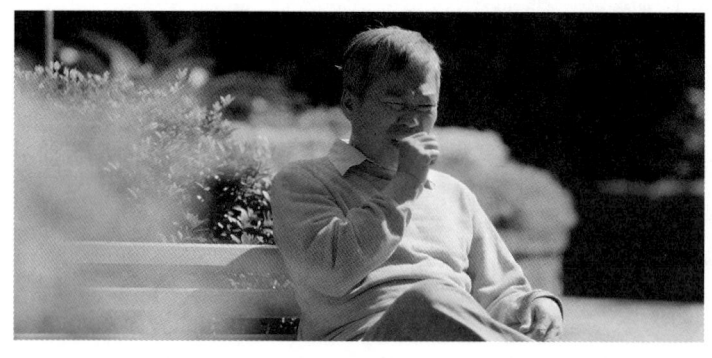

时去医院检查。

生活方式及行为指导

（1）饮食指导

①高热量：一般每千克体重40~50kcal，全日热量达2500~3000kcal（1kcal=4.184kJ）为宜，以满足患者的生理需求及疾病消耗。

②高蛋白：肺结核患者宜给予高蛋白饮食，可按每千克体重1.5~2g供给。蛋白质的来源应以乳类、蛋类、鱼类、肉类、动物内脏和豆制品类食物为主。牛奶中含有丰富的酪蛋白和钙，可经常食用。

③高纤维素和膳食纤维：维生素和肺结核患者的恢复有密切关系，故膳食中也要添加富含各种维生素的食物。如各种新鲜的水果、蔬菜、动物肝脏等，还可以选择一些菌类，如香菇等。维生素A每日推荐摄入量是800μg，维生素D每日推荐摄入量为10μg，维生素E每日推荐摄入量是14mg。

④适量碳水化合物：主要来源于五谷杂粮、薯类、蔬菜、水果和糖类。摄入量一般不加限制，但是合并有糖尿病时，碳水化合物每天应限制在200~300g。

⑤适量脂肪：对脂肪的摄入量以适量为原则，每天80g为佳，且以多不饱和脂肪为最好，如橄榄油、花生酱、各种坚果等。

⑥适量铁：还应多吃一些富含铁的绿叶蔬菜和水果，如菠菜、芹菜、油菜、桃子、杨梅、菠萝等。铁的每日推荐摄入量是15mg。

（2）运动指导 患病期间必须注意休息，避免剧烈运动，避免劳累；经治疗病情好转后，应注意适当锻炼、避免熬夜等，以增强抵抗力。

（3）戒烟戒酒。

（4）心理健康 保持心情舒畅，情绪稳定，减轻心理压力。

（5）其他

①应尽量隔离，若条件不允许独住一个房间，应积极采取有效措施减少传染家人的机会；与家人接触或去医院就诊时要正确佩戴口罩；咳嗽或打喷嚏时要用纸捂住口鼻；居住的环境要经常消毒；应经常洗手。

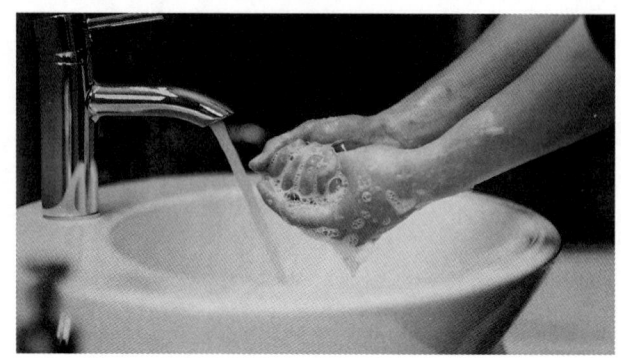

②家里应注意开窗通风，保持室内空气新鲜，开窗通风时应注意做好保暖措施。

治疗及康复指导

（1）按医嘱服用药物，不要自行停药。

（2）不要随地吐痰。

（3）作息要规律，早睡早起。

急症处理

如出现下列情况，应尽快到医院就诊：咯血、频繁恶心呕吐、皮疹、发热、胸闷且呼吸困难等。

随访

大部分肺结核疗程为 6~8 个月，应每月到医院复诊 1 次。有糖尿病等合并症患者疗程需延长。

22 麻疹

疾病基本知识

麻疹是由麻疹病毒引起的急性呼吸道传染病，临床特征为发热、流涕、咳嗽、眼结膜炎，出现特征性的科氏斑（又称麻疹黏膜斑）和广泛的皮肤斑丘疹，有时会伴发肺炎、亚急性硬化性全脑炎等严重并发症。麻疹是传染性最强的传染病之一，麻疹患者是唯一的传染源，病毒可经飞沫传播或直接接触感染者的鼻咽分泌物传播，人群普遍易感。通常在出疹前后 4d 有传染性，如有肺炎等并发症，传染期会延长。有麻疹接触史而未患过本病的儿童，有上呼吸道

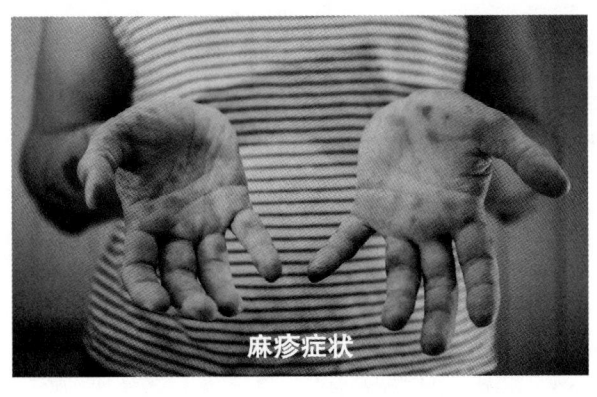

麻疹症状

社区常见疾病健康教育处方

卡他[1)症状者，应考虑患麻疹的可能。

生活方式及行为指导

（1）饮食指导

①食物应以少渣、低脂、易消化、无刺激性为宜，少食含粗纤维食物、生冷瓜果，要给予高蛋白、富含维生素的饮食。

②防寒凉，禁辛辣、刺激的食物。

③多喝水，补充因出汗丢失的水分。

（2）运动指导　患病期间必须注意休息，避免剧烈运动，避免劳累；经治疗病情好转后，应注意适当锻炼，以增强抵抗力。

（3）戒烟限酒。

（4）心理健康　保持心情舒畅、情绪稳定，减轻心理压力。

（5）其他

①接种含麻疹成分疫苗是预防麻疹最有效的措施。患者的家人和同事如无明确麻疹病史或2剂次及以上含麻疹成分疫苗免疫史应尽早接种含麻疹成分疫苗。

②麻疹患者应注意佩戴口罩，并尽量减少到人多拥挤、空气流通不畅的公共场所。

③维持良好的个人卫生习惯，勤洗手，保持手卫生。

④家里应该注意开窗通风，保持室内空气新鲜，开窗通风时应注意做好保暖措施。

⑤定时作息，避免熬夜，保证7～8h充足睡眠。

1）上呼吸道卡他：是以鼻咽部卡他症状为主要临床表现。起病较急，发病同时或数小时后可有喷嚏、鼻塞、流清水样鼻涕等症状。2~3d后鼻涕变稠，常伴咽痛、流泪、味觉减退、呼吸不畅、声嘶等，体检可见鼻腔黏膜充血、水肿、有分泌物，咽部轻度充血。一般5～7d可痊愈。

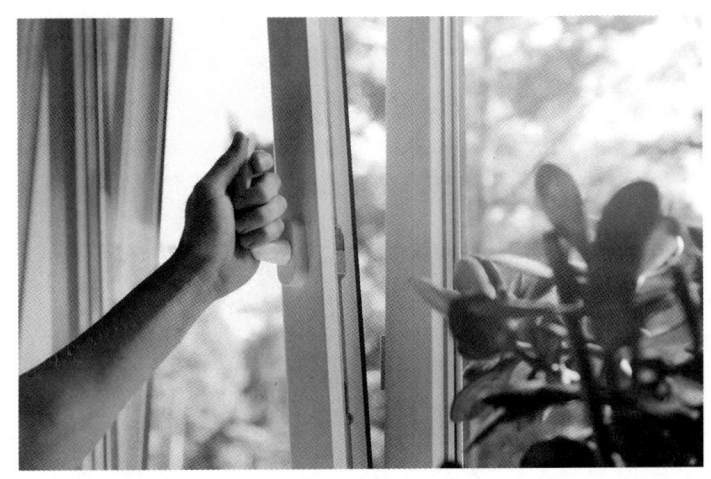

治疗及康复指导

（1）以对症支持治疗为主，按医嘱服用药物。

（2）患者需隔离至出疹后5d，并发肺炎者应该延长至出疹后10d。患者卧床休息，保持室内空气流通，避免强光刺激患者眼睛。

（3）监测体温变化，可使用水银温度计或者耳温计，耳温大于37.3℃或者腋温大于37.0℃定义为发热。

（4）患者康复后，应按照预防接种程序及时补种麻疹疫苗，预防再次感染。密切接触者可在接触麻疹患者后5d内注射免疫球蛋白进行被动免疫。

急症处理

如病情加重，尤其出现下列情况，应尽快到医院就诊。

（1）体温≥38.5℃，高热不退或反复超过3d。

（2）呼吸急促、胸痛、意识模糊。

（3）严重脱水（尿少、眼窝凹陷）。

（4）皮疹消退后再次发热。

随访

根据医生的要求接受定期随访。

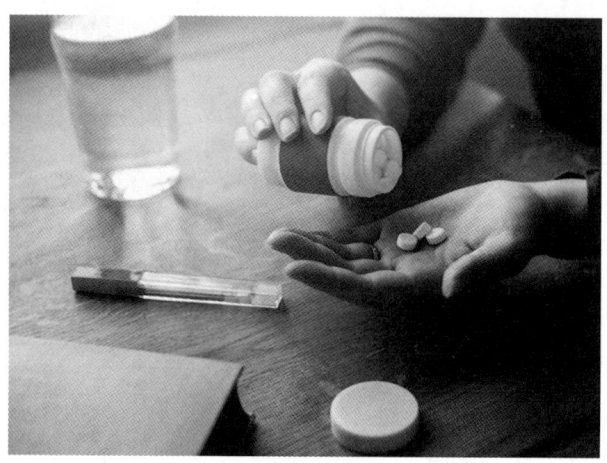

23 水痘

疾病基本知识

水痘是由水痘 – 带状疱疹病毒（*Varicella–Zoster Virus*，VZV）引起的急性呼吸道传染病。可通过空气飞沫或直接接触疱疹的疱浆传播，典型症状是全身性皮疹伴有瘙痒，皮疹会迅速从斑疹发展到丘疹和水疱疹，最后形成痂皮。水痘通常是症状轻微和自限性的，预后良好，但也可能会出现严重并发症，常见的并发症包括皮肤损伤引起的细菌感染、肺炎、无菌性脑膜炎或脑炎。水痘主要依靠特异性疱疹来诊断，即临床诊断。

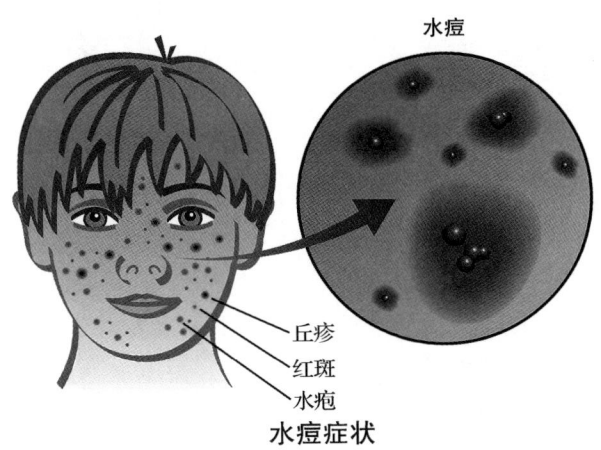

水痘症状

生活方式及行为指导

（1）饮食指导

①患者应选择清淡易消化的食物，如小米粥、面条、山药糊、藕粉等。

②多吃新鲜的蔬菜和水果，如菠菜、胡萝卜、橙子、草莓等。

③适当补充优质蛋白质，如鸡蛋、牛奶、鱼肉、豆类及豆制品等。

④避免食用辛辣、油腻、刺激性食物，如辣椒、花椒、油炸食品、烧烤等。同时也要避免食用海鲜类食物，如虾、蟹等，因为海鲜可能引发过敏反应，加重水痘症状。

（2）运动指导　在水痘出疹及发热阶段，患者应严格卧床休息，避免任何形式的运动。当水痘开始结痂，意味着病情正在好转，此时患者可适当增加活动量，进行一些放松的活动，如打太极拳等，每次活动时间控制在15~20min，每天可进行2~3次。当水痘的痂皮全部脱落，且身体没有其他不适症状后，可逐渐恢复正常的运动。

（3）戒烟限酒。

（4）心理健康　保持心情舒畅、情绪稳定，减轻心理压力。

（5）其他

①水痘患者应单间隔离，直至全身疱疹全部结痂且痂皮干燥（一般不少于出疹后一周）；与家人接触或去医院就诊时要正确佩戴口罩；居住的环境要经常消毒，注意开窗通风，保持室内空气新鲜，冬天开窗通风时应注意做好保暖措施。

②家人接触水痘患者污染的衣物后，要及时洗手并用消毒剂消毒；患者的污染物及用具可用煮沸或日晒等方法进行消毒。

③密切接触者推荐在暴露后3~5d内尽快接种1剂次水痘疫苗以预防水痘（接种要求：≥12月龄，无2剂次水痘疫苗免疫史且无患病史）。对于既往已有1剂次水痘疫苗免疫史的密切接触者，需注意本次暴露后免疫的时间间隔（1~12岁≥3个月，13岁及以上≥4周）。

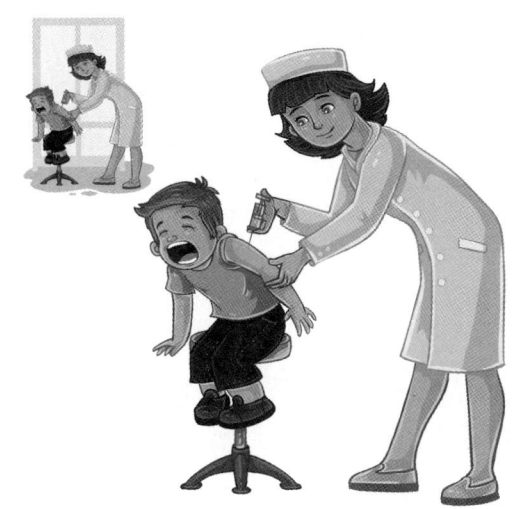

治疗及康复指导

（1）目前水痘尚无特效治疗方法，一般予以对症及抗病毒治疗，可缩短水痘病程。具体需按医嘱服用或注射抗病毒药物。

（2）对免疫能力低下的播散性水痘患者、新生儿水痘或水痘性肺炎、脑炎等严重病例，应及早用抗病毒药物治疗。阿昔洛韦是目前治疗的首选抗病毒药物，在发病24h内应用效果更佳。或加用α-干扰素，以抑制病毒复制，防止病毒扩散，促进皮肤愈合，加速病情恢复，降低病死率。

（3）治疗期间的其他注意事项

①监测皮疹变化，加强护理，保持皮肤清洁，做好止痒和防感染措施。避免搔抓疱疹处导致继发细菌性感染。

②监测并发症的相关症状，如肺炎、脑炎等。

急症处理

如病情加重，尤其出现下列情况，应尽快到医院就诊。

（1）皮肤继发细菌性感染（化脓性感染、丹毒、蜂窝织炎、脓毒症等），高热（体温≥39℃）。

（2）原发性水痘肺炎症状　如咳嗽、咯血、胸痛、呼吸困难、发绀等。

（3）病毒性脑炎症状　如头痛、头晕、恶心、呕吐、惊厥抽搐、颈项强直、癫痫、行动迟缓、表情淡漠等。

随访

根据医生的要求接受定期随访，学生患者可于皮疹全部结痂并干燥后前往定点医疗机构开具复课证明。

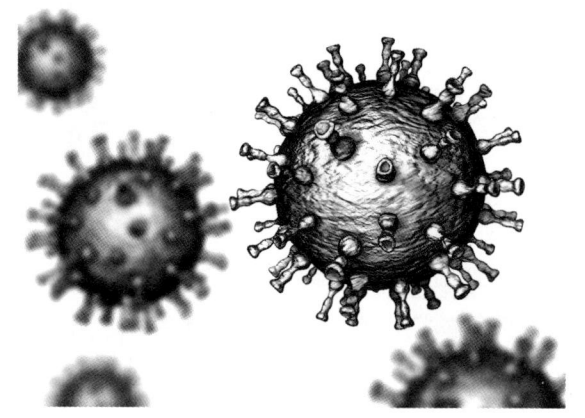

参考文献

［1］崔萍.新编临床疾病规范化护理指南［M］.长春：吉林科学技术出版社，2019.

［2］国家卫生计生委办公厅.登革热诊疗指南（2014年第2版）［EB/OL］.［2014-10-11］.http：//www.nhc.gov.cn/cms-search/xxgk/getManuscriptXxgk.htm?id=d417aa2e783949e48f8a7366d7fdfacc.

［3］国家卫生健康委员会，国家中医药管理局.流行性感冒诊疗方案（2025年版）［J］.中华临床感染病杂志（中英文），2025，18（1）：1-5，62.

［4］国家卫生计生委合理用药专家委员会，中国药师协会.冠心病合理用药指南（第2版）［J］.中国医学前沿杂志（电子版），2018，10（6）：1-130.

［5］国家心血管病中心，国家基本公共卫生服务项目基层高血压管理办公室，国家基层高血压管理专家委员会.国家基层高血压防治管理指南2020版［J］.中国循环杂志，2021，36（3）：209-220.

［6］葛均波，徐永健，王辰.内科学［M］.9版.北京：人民卫生出版社，2018.

［7］葛坚，王宁利.眼科学［M］.3版.北京：人民卫生出版社，2019.

［8］全民健康生活方式行动国家行动办公室.健康生活方式指导员工作手册［EB/OL］.［2016-03-01］.https：//www.chinacdc.cn/jiankang121/flfg/wbzl/201603/t20160301_127668.html.

［9］中华医学会内分泌学分会.中国高尿酸血症与痛风诊疗指南（2019版）［J］.中华内分泌代谢杂志，2020，36（1）：1-13.

［10］卫生部疾病预防控制局，中国疾病预防控制中心.健康生活方式核心信息（第一册）［M］.北京：人民卫生出版社，2011.

［11］卫生部疾病预防控制局，中国疾病预防控制中心．健康生活方式核心信息（第二册）［M］．北京：人民卫生出版社，2011.

［12］中华医学会．冠心病心脏康复基层指南2020［J］．中华全科医师杂志，2021，20（2）：150-165.

［13］中华医学会儿科学分会儿童保健学组，中华儿科杂志编辑委员会．中国儿童维生素D营养相关临床问题实践指南2022［J］．中华儿科杂志，2022，60（5）：387-394.

［14］中华预防医学会儿童保健分会．中国儿童维生素A、维生素D临床应用专家共识2021［J］．中国儿童保健杂志，2021，29（1）：131-138.

［15］中华医学会糖尿病学分会．中国2型糖尿病防治指南（2020年版）［J］．中华内分泌代谢杂志，2021，37（4）：311-398.

［16］中国高血压病防治指南修订委员会，高血压联盟（中国），中华医学会心血管病学分会，等．中国高血压病防治指南（2018修订版）［J］．中国心血管杂志，2019，24（1）：24-56.

［17］中国抗癌协会乳腺癌专业委员会．中国抗癌协会乳腺癌诊治指南与规范（2021年版）［J］．中国癌症杂志，2021，31（8）：770-856.

［18］国家肿瘤质控中心乳腺癌专家委员会．中国乳腺癌随诊随访与健康管理指南（2022版）［J］．中华肿瘤杂志，2022，44（1）：1-28.

［19］中国营养学会．中国居民膳食指南（2022）［M］．北京：人民卫生出版社，2022.

［20］张文武．急诊内科学［M］．5版．北京：人民卫生出版社，2023.